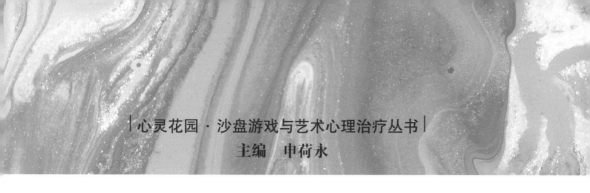

| 心灵花园·沙盘游戏与艺术心理治疗丛书 |
主编　申荷永

沙盘游戏疗法案例与应用

The Practice
of Sandplay Therapy

蔡成后 等/编著

U0385839

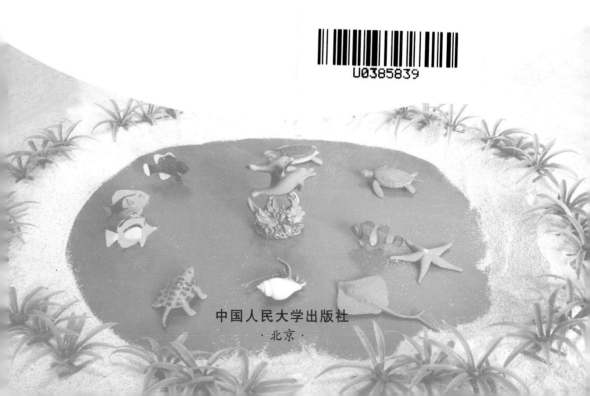

中国人民大学出版社
·北京·

"心灵花园·沙盘游戏与艺术心理治疗丛书"编委会

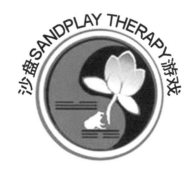

华人心理分析联合会

华人沙盘游戏治疗学会　　　　　　　　　　　　　　　　　　**策划出版**

广东东方心理分析研究院

澳门基金会（澳门城市大学心理分析与沙盘游戏研究项目）

广州市教育科学"十一五"规划课题（项目编号10C034）　　**资助与支持**

主编：申荷永

顾问：Ruth Ammann(瑞士)　Harriet Friedman(美国)

编委：刘建新　高　岚　范红霞　张　敏　陈　侃

　　　　王求是　李江雪　李春苗　江雪华　冯建国

　　　　徐维东　蔡成后　项锦晶　柳蕴瑜　宋　斌

　　　　Eva Pattis Zoja　Paul Kugler　Rie Rogers Mitchell

总　序

"一沙一世界，一花一天堂。手中拥有无限，刹那便成永恒。"威廉·布莱克这首《天真的预兆》（Auguries of Innocence），是沙盘游戏与表达性艺术疗愈的写照。在我们看来，艺术关乎心灵，艺术中包含着人类古朴的心智，沙盘中展现出美妙的心灵花园，这便是沙盘游戏与表达性艺术疗愈的生动意境。把无形的心理与心灵以某种适当的象征性方式呈现出来，从而获得治疗与治愈、创造与发展以及自性化的体验，便是沙盘游戏与表达性艺术疗愈的无穷魅力和动人力量之所在。

"心灵花园·沙盘游戏与艺术心理治疗丛书"是国内首次系统介绍沙盘游戏的一套著作，在国际分析心理学会（International Association for Analytical Psychology，IAAP）、国际沙盘游戏治疗学会（International Society for Sandplay Therapy，ISST）、华人心理分析联合会（Chinese Federation for Analytical Psychology，CFAP）、华人沙盘游戏治疗学会（Chinese Society for Sandplay Therapy，CSST）、广东东方心理分析研究院、澳门基金会、澳门城市大学心理分析研究院的支持下完成。丛书的缘起始于 2002 年第二届"心理分析与中国文化国际论坛"，哈里特·弗里德曼（Harriet Friedman）和伊娃·帕蒂丝·肇嘉（Eva Pattis Zoja）等国际著名沙盘游戏治疗师以"沙盘游戏治疗"为主题，在广州珠岛宾馆做了三天的会前工作坊，开始了国际沙盘游戏治疗学会在中国的正式培训。

2003 年，在美国西雅图第 17 届国际沙盘游戏治疗大会期间，国际沙盘游戏治疗学会及美国沙盘游戏治疗学会（Sandplay Therapists of America，STA）的主要负责人专门组织了"沙盘游戏在中国的发展"研讨，其中就确定了本丛书的选题和工作计划以及丛书编委会的组成。作为丛书主编，很荣幸能邀请到凯·布莱德温（Kay Bradway)、黑格曼（Gretchen Hegeman）、哈里特·弗里德曼、茹思·安曼（Ruth Ammann）、伊娃·帕蒂丝·肇嘉、瑞·罗杰斯·米切尔（Rie Rogers Mitchell）、乔西·考宁汉（Joyce Cunningham）等加入我们的工作。

选入丛书的作品，都是沙盘游戏治疗的经典作品，包括哈里特·弗里德曼和瑞·罗杰斯·米切尔的《沙盘游戏：过去、现在与未来》、茹思·安曼的《沙盘游戏中的治愈与转化：创造过程的呈现》以及伊娃·帕蒂丝·肇嘉的《沙盘游戏与心理疾病的治疗》等。丛书中译著的译者队伍基本上由心理分析与沙盘游戏方向的博士和硕士组成，他们都具有沙盘游戏的实践体验，都曾参加过国际沙盘游戏治疗学会认可的专业培训。

沙盘游戏从创意的产生到正式创建，再到国际学会的成立及在全世界具有广泛影响，几乎已有了百年的历史，在百年的历程中也获得了自身的发展与成熟。在我们的理解中，沙盘游戏不仅是心理分析的重要方法和技术，也是心理分析理论的重要发展。在中国文化的基础上，我们曾把心理分析的目标阐释为三个层面：安其不安与心理治疗、安其所安与心理教育和安之若命与心性发展，三者合而为一方为完整的心理分析。沙盘游戏也是如此，它不仅是一种心理治疗的方法，能够广泛地适用于诸多心理疾病的治疗，也是一种心理教育的技术，能够在培养自信与人格、发展想象力和创造力等方面发挥积极的作用；同时，以整合意识与无意识为目标的沙盘游戏，可以促进自性的成长和心性的发展，从而获得真实的自性化体验。

申荷永

华人心理分析联合会会长

华南师范大学、澳门城市大学教授

国际分析心理学会心理分析师

国际沙盘游戏治疗学会沙盘游戏治疗师

2014 年 8 月

献给心灵花园志愿者
我的兄弟姐妹

前　言

2019 年 9 月，在德国柏林第 25 届国际沙盘游戏治疗大会上，国际沙盘游戏治疗学会中国学会（CSST）正式成立。这是申荷永教授和高岚教授播种耕耘近三十年以来，沙盘游戏疗法在中国结出的硕果之一。

国际沙盘游戏治疗学会（ISST）是目前国际上认证和认可沙盘游戏治疗师资格的权威机构。根据这个组织的有关要求，合格的沙盘游戏治疗师必须经历"个人沙盘游戏过程的体验"、"规定专业课程的学习"、"专业实习与督导"，以及"象征论文和个案报告"的撰写与答辩等过程。

此书作者均为学习与践行沙盘游戏疗法多年的心理学工作者，有的是国际沙盘游戏治疗学会的沙盘游戏治疗师或候选人，有的是国际分析心理学会（IAAP）的分析师或候选人。此书收录的象征论文和个案报告亦可作为申请沙盘游戏治疗师的参考。

此书的作者基本都是心灵花园的志愿者。感谢高岚老师和申荷永老师创办的心灵花园公益项目，这好似一个自由与安全的容器，我们在此结缘，感受到心灵的美好。大家作为志愿者全心付出，在此过程中也获得心灵的洗礼，潜移默化中这已成为我们自性化历程的一个部分。对此，我们心怀感恩。如果此书能够带来任何有益的影响，我们愿意奉献给心灵花园公益项目。

今天是荣格往生 59 周年的纪念日。我最喜欢的一句荣格语录是："谢天谢地，我是荣格，而不仅仅是荣格学派中的成员！"（I thank God I am Jung and not a Jungian!）荣格的一生是成为自己的一生，他也鼓励人们成为自己。"成为你自己"（to be yourself）如今好像变成了一句口号，但是如果你压根不认识你自己（know yourself），又如何成为你自己呢？沙盘游戏疗法或许是一种认识自己本来面目的方法。当然，我们绝不会认为这是唯一的方法，心理学的其他方法、哲学、宗教学、文学艺术、人类学等等都能为我们认识自己照亮一束光。而且，沙盘游戏疗法本身作为一个动态、开放的系统自有其生命及成长发展，包括对分析心理学及中国传统文化的吸收与借鉴。我们作为沙盘游戏的学习者及实践者，心怀感激与敬畏，保持开放的心态，认真学习与借鉴包括心理学研究在内的各个领域的富有启迪的研究成果。我们深知"生有涯而知无涯"，但"进一步有进一步的欢喜"，饶有兴致的好奇探索，或许这正是崎岖坎坷的自性化路途中的馨香小花。

申荷永老师常说"分析师是最好的工具"。对沙盘游戏理论的学习和掌握，作为"病人"进行沙盘游戏的自我体验历程，在专业的督导之下开展沙盘游戏实践，是学习沙盘游戏疗法的必经之路。

美国资深沙盘游戏治疗师凯·布莱德温（Kay Bradway）曾这样感慨："我对沙盘游戏的学习从没有完成。我需要不断地阅读，独自倾听并回顾许多沙盘游戏过程，并与其他沙盘游戏治疗师相伴成长。我需要尽可能多地学习有关象征、人类发展以及心理理论的知识。绝不能忘记荣格所说的：'竭尽你的所能学习理论。但当你感触到鲜活的灵魂奇迹时应将其置于一旁。'"

感谢我们所有的沙盘游戏的来访者，是你们的想象和创造让我们见证了沙盘游戏的奇妙；感谢本书的编写者，你们温和而坚定地不断打磨作品，尽其所能呈现沙盘游戏的奥妙；感谢我们的读者，感谢您的支持，让我们体会到被"看见"的美妙。

感谢我们的沙盘游戏疗法老师，由于你们的睿智、包容和慈悲情怀，我们才能触及沙盘游戏疗法鲜活的灵魂。

从构思到成书，要感谢各位作者的鼎力支持。此书的顺利出版得益于各位作者的精诚合作：第一章，蔡成后（澳门城市大学，东方心理分析研究院）、林颖（厦门大学，朴生心理）、陈静（华南理工大学）；第二章，蔡成后、盛文哲（朴生心理）、林颖；第三章，蔡成后、钱永霞（澳门城市大学，石家庄心灵花园）、郭芮彤（澳门城市大学）、林颖；第四章，李活妙（华南师范大学）、蔡宝鸿（广东药科大学）；第五章，孙华宁（乌鲁木齐 SOS 儿童村）、朱丽丽（乌鲁木齐 SOS 儿童村）；第六章，蔡成后。全书由蔡成后统稿。

　　成书的过程中，各位作者反复斟酌，不断完善文稿，力求具备专业性的同时兼具可读性。心灵花园志愿者安玉（猫头鹰心理）是优秀的心理分析与沙盘游戏 2＋3 项目成员，又曾做过专业的编辑，感谢她以心理分析专业的态度及专业编辑的认真对书稿提出的修改建议和意见。

　　感谢中国人民大学出版社张宏学老师专业而热情的帮助。

　　尽管如此，本书难免会有不足之处，衷心希望各位方家同行批评指正。

蔡成后

2020 年 6 月 6 日

目　录

沙盘游戏疗法案例与应用

第一章　沙盘游戏疗法的内涵及理论基础

第一节　沙盘游戏疗法的内涵

近年来，沙盘游戏在国内日渐流行，越来越多的学校、心理咨询与治疗机构、社会工作组织甚至企事业单位都开始配备沙盘游戏室，其使用方法也因人而异：或者将其作为一种评估方法，如使用初始沙盘进行评估；或者倾向于从中捕捉对家庭内在关系的理解；或者使用心理咨询与治疗中的认知行为技巧对沙盘进行意识层面的工作。基于此，我们有必要重温一下朵拉·卡尔夫（Dora Kalff）创立的以分析心理学为理论基础的沙盘游戏疗法的内涵。

一、沙盘游戏疗法界定

所谓沙盘游戏疗法，即是来访者在一个自由且受保护（free and protected）的空间中，在治疗师的陪伴下，通过摆放一些微缩模具（miniatures）和塑造沙盘中的沙子，根据自身的内部状态创造出一个相应的外部世界。通过这种自由且富有创造性的游戏，无意识过程就以三维的形式显现在一个外在的图示世界中。沙盘游戏是一种通达无意识内容的积极技术，沙盘游戏中个体创造的一系列意象有助于个体的自性化进程（process of individuation）（Kalff，1991）。

国际沙盘游戏治疗学会（ISST）对沙盘游戏的描述为：

沙盘游戏治疗是一种以荣格心理学原理为基础，由朵拉·卡尔夫发展创立的心理治疗方法。沙盘游戏是运用意象（积极想象）进行治疗的创造形式，"一种对身心生命能量的集中提炼"；其特点是在治疗关系和沙盘的"自由且受保护的空间"中，把沙子、水和沙具运用于意象的创建。沙盘中所表现的系列沙盘意象，营造出沙盘游戏者心灵深处意识和无意识之间的持续性对话，以及由此而激发的治愈过程和人格（灵性与自性化的）发展。

（一）沙盘游戏的起源

朵拉·卡尔夫首先使用了"沙盘游戏"这个概念。她在赫伯特·乔治·威尔斯（H. G. Wells）的"地板游戏"（floor games）和玛格丽特·洛温菲尔德（Margaret Lowenfeld）的"世界技术"（world technique）的基础上，吸取东方传统哲学的智慧，并结合自己荣格分析心理学的素养，提出了"沙盘游戏"（sandplay）这一术语（Kalff，1966/1980），并进行了开创性的工作。她通过一系列的沙盘，展示了"荣格所描述的被无意识的整体所引导的自性化的过程"。她写道："当我 1956 年去伦敦跟随洛温菲尔德学习'世界技术'的时候，我的主要兴趣在于这个技术可以被当作接近孩子无意识的理想媒介。然而，我很快发现，当病人——无论是孩子还是成年人——每隔一段时间创造一个世界的时候，我们可以看到被潜藏的无意识的整体性所引导的个体的发展……分析过程也通过游戏的过程朝着对立面进行整合。因此我把这种方法叫作'沙盘游戏'。"

1985 年，卡尔夫和来自五个国家的荣格分析师共同创建了国际沙盘游戏治疗学会（ISST）；1988 年，美国沙盘游戏治疗学会（STA）成立；1991 年，《沙盘游戏治疗杂志》（*Journal of Sandplay Therapy*）正式创刊。目前，沙盘游戏治疗作为一种独立的心理治疗体系在欧美和日本广泛应用，是当前被广泛使用的心理分析技术（蔡成后，申荷永，2005）。

（二）"沙盘游戏"与"使用沙盘的游戏"的区别

人们往往会误解，使用沙盘和沙具进行工作就是"沙盘游戏"。实际上，荣格学派的"沙盘游戏"与"使用沙盘的游戏"，是有着很大不同的。凯·布莱德温（Kay Bradway）对沙盘游戏进行了界定，以与其他的操作方式做区分。她认为"沙盘是工具，沙盘游戏指的是活动，沙子的世界指的是产物"（Bradway，2006）。凯·布莱德温论述了"使用沙盘"来进行工作，并不意味着在使用沙盘游戏疗法。沙盘游戏疗法注重沙盘游戏参与者的一系列的沙盘游戏历程，而且遵循无意识的引领和节奏，强调延迟解释。亦有其他同行对此做出了明确而具体的区分：

理论层面：荣格学派的沙盘游戏建立在荣格分析心理学的理论基础上，强调位于核心的自性原型以及对个人无意识与集体无意识的认识与了解；而使用沙盘的游戏则可能从各种不同的理论假设出发，大多数强调自我的发展，并仅注重个人无意识层面的理解工作。

临床技术：基于对心灵的内在疗愈本性的信任，沙盘游戏是非指导性的，受到东方思想的影响，接纳和存在是高于指导和行动的；使用沙盘的游戏则可能要承担不同程度的指导和建议的任务。

诠释解读：沙盘游戏会尽量避免对来访者的沙盘作品进行直接诠释和解读，为的是能保持自发的、不受影响的表达，注重心理体验，而非认知层面的理解；而使用沙盘的游戏则可能会更快地进行解释，并强调意识层面的理解与诠释。

过程：一系列的沙盘作品被视作来访者不断展开的无意识进程的写照，代表着逐渐获得疗愈的原型阶段；使用沙盘的游戏则更倾向于把一系列的沙盘作品视为现实世界的代表。

沙盘：沙盘游戏所使用的沙盘是有严格标准的——长72厘米、宽57厘米、深7厘米的木制沙盘，这样可以使视野集中，沙盘被视作一个神圣之地（temenos）的象征；而在使用沙盘的游戏中，沙盘可能有各种形状、尺寸和比例。

沙子和水：沙盘游戏会配有干沙和湿沙，沙子和水作为初始元素的象征意义在沙盘游戏中是受到重视的；而对于后者而言，并非所有含有沙具（微缩模具）的游戏中，一定会用到沙子或水，即便使用，也更强调其现实和感官层面的体验。

沙具（微缩模具）：在沙盘游戏中，沙具是作为原型象征，虽然沙具的大体种类是有代表性的，但是具体到每个沙具的选择则是很个性化的，往往会反映出治疗师的人格特质；后者的沙具则很可能是标准化的配备，具体的沙具被认为是实际而非象征性的。

适用人群：荣格学派的沙盘游戏作为象征化历程，适用于各种年龄层的来访者，包括儿童、青少年和成人；而大多数使用沙盘（沙具）的游戏则更多地适用于儿童工作。

二、"自由且受保护的空间"

朵拉·卡尔夫所说的"自由且受保护的空间"是她的个人沙盘游戏治疗中最重要的特色，她说当儿童的自性聚集于治疗中时，她试着透过移情来保护它（Kalff，1966/1980）。与古典精神分析所说的移情不同，这里的移情指的是治疗师与来访者当下的关系，以及每个人对这种关系的体验，并非单纯地将过去的情感带到现在的情境中，虽然所有的关系都必须包含先前关系的元素。凯·布莱德温将此称作"共移情"（co-transference，指来访者对治疗师的移情及治疗师对来访者的反移情）。她说道：

> 我从几年前就发现我开始避开"反移情"这个字眼，我比较喜欢"共移情"这个词，因为它道出了感受上的同在性（feeling with）而非对立性（feeling against）。目前我以"共移情"这一名词来说明治疗性的情感关系，这些内在感受的发生比起移情或反移情所指涉的更为同步，我相信这些感觉均受到早期与当下事件的影响，既可能是正向的也可能是负向的，既是意识也是无意识……（Bradway，1991）

而卡尔夫的同为沙盘游戏治疗师及荣格分析师的同事埃丝特尔·

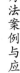

温瑞卜（Estelle Weinrib）则将此描述得更为具象：沙盘游戏治疗的目的是提供一个母性的空间或心灵的子宫，如同一种脐带相连、母子一体（uroboric mother-child unit）的情绪性暗喻。在此安全的"空间"内，内在心理创伤的疗愈启动，自性将重新群集（constellated），内在小孩带着所有创造及再生的潜能重现（Weinrib，1983）。

事实上，自由和受保护很多时候很难同时兼具。假如你有过照料婴幼儿的经验，你便会对此深有体会。通常，我们因为太紧张孩子的安全而设立各种限制；而放手让孩子自己成长，则需要承担一定的风险。需要有足够的爱和丰富的经验才能在这二者间找到平衡——既能提供给孩子足够的自由，以便其得到自我探索和发展的机会，又不至于让他/她在面对浩瀚的未知世界时感到惊慌、迷失甚至受伤。那么，在治疗关系中，治疗师又该如何提供自由？来访者在治疗室中可以自由地表达自己，无论是通过语言、非语言的对话，还是通过沙具的选择、对沙子与水的使用，都是一种得以完整及真实地表达、呈现自我的自由。而在这个过程中，治疗师会提供足够的关注，看到来访者所呈现出来的样貌（无论是否透过沙盘作品），对其当下的状态提供理解和支持，不去评判或急于诠释，这样的尊重与共情，提供的便是一种保护。此外，在沙盘游戏中，保护功能还体现于提供限度，这种限度指的是充当身体和心灵的容器，以便帮助来访者逐渐建立起边界和现实感，增强其自我功能。卡尔夫曾经描述过，沙盘游戏"为一种自我表达的集中形式提供渠道。这一'渠道'通过沙盘的有限的尺寸得以表征……如果活动没有受到限制，很有可能会发生毁灭性的能量主宰一切或来访者注意力分散等情况……这一限制起到了保护或提供避难所的作用"（Kalff，1982）。

而这种"自由且受保护的空间"，其核心是由治疗师对来访者深度的共情所带来的信任关系。实际上，如今诸多不同流派的心理治疗都在强调治疗关系本身对于治疗的意义，甚至有学者认为关系是影响治疗效果的决定要素。

凯·布莱德温对自己与来访者建立关系的描述也许可以帮我们对此建立起一个直观的认识："当来访者感觉到我与他们同感受时，他们就会对我产生信任，相信我会尊敬他们内在的心理素材，相信他们可以以任何他们需要的方式与我在一起，而我会接受他们。他们觉得很安全，可以做自己。"（布莱德温，麦克寇德，2010）随着治疗的进展，也许有更多相互依存的共情和信任会产生，治疗师培养了来访者的信任，而来访者也启发了治疗师的共情。正如凯·布莱德温富有诗意的表达（布莱德温，麦克寇德，2010）：

> 了解你的惧怕（Know your fears）
> 悲恸你的哀痛（Grieve your sorrow）
> 珍爱你的希望（Cherish your hopes）
> 尊重你的需要（Respect your wants）
>
> 施予中分享（Share in giving）
> 发挥你的勇气（Use your courage）
> 保持你的敬畏（Preserve your awe）
> 温和对待挫败（Be gentle toward failings）
>
> 承认你的憎恨（Own your hate）
> 探究你的嫉妒（Explore your envy）
> 说出你的愤怒（Speak your anger）
> 哭出你的伤痛（Cry your hurts）
>
> 活出你的爱（Live your love）
> 欢欣喜乐（Be your joy）
> 珍爱你的生命（Treasure your life）
> 敬畏死亡（Revere death）

　　此即朵拉·卡尔夫在其沙盘游戏治疗中所提供的"自由且受保护的空间"。她对来访者几乎能立即产生共情，而来访者对她也能几乎立即产生信任（布莱德温，麦克寇德，2010）。

沙盘游戏疗法案例与应用

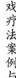

三、象征与转化

我们抚触沙子，拨开沙子露出蓝色底面，或者加入水，或者使用沙具创造一幅内心世界的图景，我们一旦开启沙盘游戏历程，就利用这些媒介将我们的内在世界呈现于外。这些媒介或者动作代表我们的某个部分：我们将内在意义投射在它们身上，使它们成为独特的象征意象。看似简单的沙子、水以及沙具，这些组合承载了无限的可能，沉浸于其中，某种意象或象征或许能自然而然地涌现出来，当某个沙具、意象成为象征时，就意味着它成为我们无意识的语言。在沙盘游戏治疗中，治疗师专心在一旁守护，提供自由且受保护的空间，这是治疗的原点。由此，一系列的象征及转化的过程便不断展开。

从沙盘游戏发展的历史我们可以了解到，沙盘游戏的基础之一是英国儿童心理治疗师玛格丽特·洛温菲尔德提出的世界技术。洛温菲尔德本人是克莱因派的精神分析师，而梅兰妮·克莱因和安娜·弗洛伊德则是游戏疗法的先行者，由此可知沙盘游戏与游戏疗法的渊源之深。沙盘游戏的另一坚实基石则是荣格分析心理学。无论是游戏疗法还是荣格分析心理学，都离不开对象征的关注，可以说不懂象征，不懂神话、传说、童话故事、集体无意识，就不是真正意义上的沙盘游戏治疗。

实际上，沙盘游戏治疗的设备（沙盘、沙子以及各种物件）本身就是极具象征意义的。首先，沙盘本身就是一种界限，提供了一个被保护的自由空间；与此同时，它还可以避免无意识过度激烈呈现或超越界限。沙盘，盘上为舟，疗愈之"愈"亦为心上之舟，申荷永博士认为有舟便可"御水（无意识）"，此"御"非防御之御，而乃驾御（驭）之御；由此"御"便能"舟济天下，利涉大川"，获得超越与转化。作为沙盘游戏治疗师，我们要为来访者或与来访者一起寻获心上之舟。其次，沙子本身也是万物根源——大地的元素，加上少量的水时，可以像黏土一样具有可塑性，很容易引发我们对幼儿时期玩沙的记忆，有助于来访者的适度退行。再次，沙盘游戏治疗过程中要会使用各种物件（沙具）创造"沙盘世界"，沙具联结着来访者和治疗师，并能将来访者的无意识形象地呈现出来，也是治愈的因素之一。

荣格在《三位一体观念的心理学考察》一文中写道：

那些指向整体性的象征符号需要被治疗师正确地理解，因为这些象征符号正是能够解除神经症分裂症状的最佳药物。它们把无意识中的心灵和姿态引向意识层面，从而带来释放和治愈的效果。它们也是集体无意识的再现，从古至今，它们使意识与无意识的必要联结成为可能。这种融合是无法通过理智、理性的层面达成的，因为本能本身会反抗，理智和道德也会阻拦。这种导致神经症性分裂的对立面，只能通过象征符号来进行整合。（Jung，1948/1970a）。

在沙盘游戏治疗中也是如此，治疗师要能够从象征的层面理解来访者的沙盘游戏，包括所摆放的沙具、所进行的操作、所讲述的故事等，也即理解沙盘游戏的主题。这样一种对象征性的理解让治疗师能够在个体无意识乃至原型层面与来访者建立更深的联结，形成一种更深的信任关系，这种类似于"母子一体"的关系本身就具有疗愈的作用。而通过语言和意识层面对沙盘做出解释却显得不那么重要了，治疗师只需要很少的、恰到好处的解释来维持来访者心灵发展的过程。因为，心灵的转化是一个长期的过程，一次沙盘游戏只是其中的某个阶段而已，理性的解释很可能会打断随着沙盘创作而流露的感觉，打扰甚至阻碍来访者心灵转化的进程。茹思·安曼（2012）在《沙盘游戏中的治愈与转化：创造过程的呈现》这本书里曾给出以下精彩的注解："装有接受分析者心灵过程的容器正在烹煮，分析师要小心翼翼地看管着火候。不能让火熄灭，但是也不能让火烧得太旺，以免容器里的东西溢出来或者被其他方式所破坏。"

凯·布莱德温认为：

沙盘游戏治疗中的语言是从宇宙或原型通过文化到个人的一条连续线。例如太阳的图像有许多普遍的意义。对全世界各地的

沙盘游戏疗法案例与应用

人来说，我们拥有的相同经验是：有太阳时天空是亮的，看不见太阳时天空是暗的；有太阳时天气温暖，没有太阳时天气寒冷。太阳也具有力量、指导、高位者或父母的意象。我们所流传的神话、传说及童话故事中的太阳形象提供给我们对太阳原型意涵的认识。也许来访者并不知道我们所知道的神话，但那并不重要。有许多神话皆反映或表达相同的普遍性意义。每一个神话都只是潜在原型的一种表征。（布莱德温，麦克寇德，2010）

四、游戏与疗愈

沙盘游戏最初源于地板游戏，是成年人通过观察孩童的游戏而创造出来的，并最终被应用于儿童及成年人的心理治疗。众所周知，游戏是儿童期一个不可或缺的组成部分，它还是一个独特的媒介，可以促进儿童的情绪发展、认知发展，提高儿童的表达性语言交流技能、社会技能、决策能力等。各种不同流派的心理学大师都强调游戏的重要意义：弗洛伊德认为游戏对于儿童人格的正常发展具有重要作用，可以帮助儿童释放因内驱力受社会制约而产生的紧张与压力，帮助儿童处理适应不良的经验，因而具有"治疗"的作用；埃里克森认为通过角色扮演游戏可以降低焦虑，补偿性地满足儿童的愿望，促成理想人格的形成；皮亚杰将游戏看成是智力活动的一个方面，认为儿童游戏的主要功能体现在对不完善的心理机能的练习与巩固，以及帮助儿童解决情感冲突，是"认识的兴趣和情感的兴趣之间的一个缓冲地带"。社会文化历史学派的学者们则认为儿童的游戏具有社会历史的起源，强调其社会性质而非生物性质。维果斯基高度评价了游戏在儿童发展尤其是高级心理机能发展中的作用，认为创造学前儿童的"最近发展区"，是发展的基本源泉，有利于促进儿童表征思维能力的发展，促进以意志行动为特征的随意机能的发展（引自罗艳红 等，2008）。游戏具有自发性、自主性、虚幻性、体验性、非功利性的特点，由自发性和自主性综合表现出来的自主控制是游戏最内在的本质。因此，游戏作为了解个体内心世界的心理治疗手段被广泛采用，既可以应用于以游戏为生活中的主导活动的儿童，也可以应用于内心世界始终存在一个儿童自我的成年人，去发掘个人内心世界的活动特别是早期经验、无意识层面的内容。游戏类似于语言，遵循一定的规则，使用象征性的词汇，是内心意象的表现和投射，游戏意味着通过想象和象征来表达和塑造自己的世界。洛温菲尔德曾说："游戏表达的是儿童与整个生活的关系。"（Lowenfeld，1935）游戏是儿童内在心理生活的外化，直接与儿童的内部和外部经验相关；游戏也是儿童认识现实和体验情绪的桥梁，是谈话、内省、沉思、娱乐的原始模式。游戏可以让人重新思考过去的经验并对其进行整合。埃里克森认为，游戏是一种健康的发泄情绪和表达思维的方式。在游戏中，儿童可以"复活"他们的快乐经验，也能修复自己的精神创伤。游戏介于想象与现实之间，儿童和成年人使用想象进行游戏，而想象是"生活力量浓缩的提取物，同时是物质和精神的"（安曼，2012），想象是物质内部的精神，想象的冲动也源自身体。因此，游戏疗法也意味着使用来访者的想象力，激活来访者身体中的记忆和能量，以象征的方式表达自己的内心世界，并进行重新整合，再次塑造。而且游戏疗法避开了意识层面的阻抗，直接深入无意识层面，深入无法直面、无法表达的情绪与情感、阴影与情结。治疗师要能理解游戏的语言、无意识的语言，最终帮助来访者进行无意识与意识的整合，整合来访者无意识中的情绪、阴影与情结。因此，从一定程度上可以说，疗愈的过程是伴随着整个游戏过程进行的。这也是为何我们一再强调，沙盘游戏疗法本身就是一种治疗方法，而不仅仅是诊断方法。

第二节　沙盘游戏疗法的理论基础

一、沙盘游戏疗法与分析心理学

沙盘游戏疗法区别于其他游戏疗法的最重要特点在于它是建立在

荣格分析心理学的理论背景之上的，而荣格分析心理学最突出的贡献则是集体无意识与原型理论。集体无意识（collective unconscious）这一概念既是对弗洛伊德的个人无意识（personal unconscious）的发展，也是荣格的一种创造。荣格用它来表示人类心灵中所包含的共同的精神遗传。或者说，集体无意识中包含着人类进化过程中整个精神性的遗传，它隐藏在我们每个人的内心深处。荣格在给集体无意识做定义的时候，曾经这样说：

> 集体无意识是精神的一部分，它与个人无意识截然不同，因为它的存在不像后者那样可以归结为个人的经验，因此不能为个人所获得。构成个人无意识的主要是一些我们曾经意识到，但以后由于遗忘或压抑而从意识中消失的内容；集体无意识的内容从来就没有出现在意识之中，因此也就从未为个人所获得过，它们的存在完全得自遗传。个人无意识主要是由各种情结构成的，集体无意识的内容则主要是原型。（Jung，1961/1965）

原型作为集体无意识的构成要素，"是人类原始经验的集结，它们像命运一样伴随着我们每一个人，其影响可以在我们每个人的生活中被感觉到"（Jung，1961/1965）。荣格认为，集体无意识通过某种形式的继承或进化而来，由原型这种先存的形式所构成。原型赋予某些心理内容以其独特的形式。在这种原型心理学的意义上，荣格认为，历史中所有重要的观念，不管是宗教的还是科学的，哲学的还是伦理的，都必然能够回溯到一种或几种原型。这些观念的现代形式，只是其原型观念的不同表现，是人们有意识或无意识地把原型观念应用到生活现实的结果（Jung，1961/1965）。

原型本身是一种形式，而非内容，因而是无法被意识的。荣格用原型意象来描述原型将自身呈现给意识的形式，但是荣格也一直努力区分原型与原型意象的不同。原型本身是无意识的，我们的意识无从认识它；但是可以通过原型意象来理解原型的存在及其意义。于是，我们可以把原型意象看作原型的象征性表现。埃利希·诺伊曼（1998）总结说，无意识内容一旦被觉察，它便以意象的象征形式呈现给意识，只有具有意象性并因此而可描述，一种心理实在才可能成为意识内容，即能够被描述，所以原型意象就是原型将自身呈现给意识的形式。而原型意象作为人类祖先重复了无数次同一类型经验的产物，也起到一个中介作用——它是从感性到理性的中间环节和具体表现，向上它联系着抽象的、纯粹形式的原型，向下它联结着人的具体情感体验和心理活动。每次原型被激活的过程，实际都是伴随着使抽象的集体无意识变得具体、有实在内容的过程。

诺伊曼（1998）对原型以及原型意象有着出色的阐述与解析。在诺伊曼看来，源自无意识的象征性意象，是人类精神在其全部表现中的创造性源泉。不仅意识及其对世界进行哲学理解的概念起源于象征，而且宗教、仪式和崇拜、艺术和习俗等，也都起源于象征。由于无意识的象征形成过程是人类精神的源泉，所以语言的历史几乎与人类意识的发生发展同步，也永远开始于某种象征性。在荣格分析心理学的观点看来，一种原型内容，首先和最重要的是在意象中表现其自身。

就这种原型意象的临床意义来说，诺伊曼的思想仍然具有启发性。象征的物质成分使意识处于激活状态，意识受到象征的激发而把兴趣指向象征，并力求去理解它。这就是说，象征，除了作为"能量转换者"而具有动力学作用之外，也是"意识塑造者"，它迫使心理去同化（吸收）象征中所包含的一种或多种无意识内容。同时，原型以及原型意象总是具有其集体无意识的渊源，因而，一旦将这些理论运用于临床心理分析过程中，实际上就是在利用集体无意识、原型以及原型意象本身所包含的治愈的功能与作用。在这种意义上，意象、象征与想象，也就成为荣格心理分析中最重要的方法与特色（申荷永，2004）。

无意识内容一旦被觉察，便以意象的象征形式呈现给意识。荣格认为象征是指"一种东西，如果我们不能或不能完全按常规对它做出合乎理智的解释，同时又仍然确信或直觉地领悟到它具有某种重要的甚至是神秘的（未知的）意义，它就被视为一种象征"（引自冯川，2003）。荣格强调一种代表着已知事物的表现形式只是符号，而绝不是象征。象征的作用是"借助于与某种东西的相似，力图阐明和揭示某种完全属于未知领域的东西，或者某种尚在形成过程中的东西"（尤娜，杨广学，2006）。

荣格认为象征具有超越功能和整合作用，能使彼此对立、相互冲突的心理内容处于有机统一的状态。可以说象征是以一个可见的事物来表现一个不可见的现实，因此必须考虑到象征的两个维度：一是它具有某种具体的、可感知的、物质的、外在的形象；二是它能够显现某种普遍的、超越具体感知的、不可见的、内在的精神上的意义。因此"象"和"意"是象征的相辅相成的两个侧面。我们解释象征，就是要寻求在可见的东西之中所隐含的不可见的现实，寻求两者之间的整体联系。荣格学派也发展了自己独特的解读象征的方法，称为扩充法（amplification），即围绕着梦或象征性意象本身，从可能获得的一切材料去综合考察与之有关的方方面面，综合比较之后，才可将之归于某一种原型，而且也要从意识与无意识的互补关系的背景中去发现象征的意义（李英，2009）。

创造性意象的涌现也是以一种象征的形式展现来访者的内心世界。通过象征的解读，我们尝试去理解感受来访者所面临的问题和困扰。也正是通过象征的方式，来访者通过创造性意象的呈现，逐步凝聚感受，面对情结，实现心灵成长。

体现在沙盘游戏疗法中，则是大幅度使用"象征性"的想法，及对于"扩充法"的见解，还有"用心灵意象来捕捉整体治疗的形态"，来探究在治疗过程中所呈现的心理意义（山中康裕，2004）。

诺伊曼（Neumann，1963/1973）在其《儿童：初生人格的结构与动力》一书中详细阐述说明了儿童自性和自我意识的发展过程：最初，胎儿与母亲是一体的，他无法区分自己与他人，也不具有内部和外部之分，孩子的自性是母亲自性在其身上的体现。出生后的第一年，孩子依然处于"社会子宫期"（social uterine period），即诺伊曼所说的后子宫阶段（post-uterine stage），其自我和整体人格的发展建立在母子的原初关系的基础上。作为整体人格及其指挥中心，自性（代表着无意识）是先于意识存在的。随着自我意识的出现和发展，意识作为自性的派生物，逐渐成为人格的中心。

随着出生，婴儿的身体与母亲分离，但是在某种意义上，婴儿仍处于其第二胚芽期，因为他依然受制于其与母亲的原初关系，还未能成为他自己。在儿童早期的前自我期（pre-ego stage），母子共同作为一个原始单元而存在。对于这个时期的孩子而言，母亲既非外部也非内部，母亲的乳房并非外在之物，正如他自己的身体也非自身之物一样。在这个时期，孩子的自我仍被包裹在母子二人所构成的这个双重混沌整体之中，正如神话中的衔尾蛇意象。只有在出生后的第二年，经历过原初的关系阶段，孩子才完全成为他自己。

尽管我们不能简单、刻板地为沙盘中的沙具或来访者的沙盘创作主题赋予某些具体固定的意义，但是有经验的沙盘治疗师通常会发现，当心灵发展到母子一体性的水平时，沙盘中通常会开始呈现出纯净、安宁的氛围，充分地容纳支撑着新涌现出来的心理元素。母子一体性在沙盘中会以喂养或滋养等象征性主题的特征出现。这样的主题可能意味着来访者原始的心灵正被滋养着。这样的场景在沙盘游戏治疗过程中呈现出来，与来访者当下的实际年龄无关，其心灵可能如新生婴儿般退回发展之初，他在沙盘中进入一个完全滋养与支持性的时空。

诺伊曼认为，在母子二元一体的阶段，自我和自性之间也不存在内在张力。诺伊曼强调，在原始的母子关系中，母亲指涉的并非某个具体的现实人物，而是具有抱持、滋养世界象征的无意识原型，亦即"伟大母亲"（Great Mother）或"大母神"（Mother Goddess）。之后，随着母亲原型的"抱持、滋养、温暖和保护"的功能与现实中的养育者（通常是母亲）结合，原型功能日渐转变成对于特定人类个体的真实体验，这便是儿童原初关系的第二阶段，一般发生在儿童出生后的第二年至第三年初。此时，儿童能够体验到与母亲之间更为独立的个人关系。这个阶段体现在沙盘中，大多会呈现出新事物的出现及新事物与其他事物之间的关系等相关的主题。新的心理产物在沙盘游戏治疗师的见证下开始涌现，其内容与存在得到了确认。与此同时，新生与成长的对立面，如死亡与丧失的主题也有可能在这个阶段的沙盘中呈现出来。通过对其阴影面的承认与接纳，这个过程同样会促进来访者的个人成长。

随后，自我沿着发展的阶段循序渐进。随着母亲、自性和儿童作为自我之间的关系促成自我和自性之间的沟通和对立，儿童的身体自性和以母亲为载体的关系自性日渐整合，并最终形成一个稳定统一体，即完整意义上的"自性"。"自我-自性"轴于是逐渐形成，自我成为轴线的一极。诺伊曼认为趋中性不仅为自性的中心化提供了可能，同时也为作为意识中心的自我将来的发展提供了可能。一旦来访者在沙盘游戏过程中发展到了与母亲分离且自性得以巩固的阶段，其作品中就有可能呈现出以圆形或方形中心为代表的完整性的象征画面。当这些自性的象征意象呈现出来时，来访者和治疗师都会体验到神圣、敬畏的感觉。卡尔夫对此情景有过描述：当自性在沙盘中得到象征性的表达时，它可以作为最深层的个人的、神秘的时刻来体验，通常是神奇的，如谜一般。这一时刻与"高峰"体验很相似（Maslow，1968）。

二、沙盘游戏疗法与积极想象

积极想象是荣格心理分析最重要的方法，也是其分析心理学思想的最重要的特色之所在。在荣格看来，词语联想以及梦的分析，都是间接沟通无意识的方法，而积极想象则是直接获取无意识的技术。在达里尔·夏普（Daryl Sharp）的《荣格心理学词典》（*C. G. Jung Lexicon：A Primer of Terms and Concepts*）中，积极想象被定义为通过自我表达的形式来吸收无意识的方法（引自申荷永，2004）。

（一）积极想象的源起

积极想象技术作为心理分析的重要方法，应该严肃认真对待，然而这种技术又与轻松有趣的创造性游戏有着不解的渊源。同时，来自东方的中国文化为荣格提供了心灵的滋养，陪他走出困境，也成为积极想象技术的理论基础。

荣格在 1913 年到 1916 年期间发现了积极想象技术。在 1912 年与弗洛伊德决裂以后，荣格一时找不到自己的方向，内心非常混乱彷徨，他的内在情感有将他淹没的危险。他不得不寻找到一种方法去面对自己的内在情感。于是，他玩起了小时候玩的搭建游戏（荣格，1997）。在游戏中，他的想象连绵不绝地涌现。一段时间以后，他发现，当他设法把情感转化成意象的时候，他的内心就会感到平静和安宁，于是他就去寻找那隐藏于情感之中的意象。从他自己的搭建游戏中，荣格也体验到了象征性游戏的创造性和治愈的力量。这个过程可以将大量能量释放，其间获得的洞见也让他找到了新的方向。这种想象经历最终重塑了荣格的生活。当他从自己的内在世界走出来时，他已做好准备去引领自己所开创的心理学新流派（Chodorow Ed.，1997）。

荣格在对其与卫礼贤合著的《金花的秘密》的评论中首次系统阐述了关于"积极想象"的思想。而正是在这次合作中，卫礼贤为荣格开启了中国文化的大门。通过对道家内丹功法的阐释，荣格表达了这样的思想：道家的无为，是获得自身解放的关键。荣格说："让事物自发地表现的艺术，道家为无为的教诲……成为我打开无意识大门的钥匙。我们必须要让它们在心灵深处出现。对于我们来说，这是很少有人知道的一种艺术。"而这种很少有人知道的艺术，也就演化为荣格的积极想象。道家的为无为，为道日损，无为而感应，则是积极想象的核心与关键（申荷永，2005）。

（二）积极想象的流变

在使用"积极想象"之前，荣格曾使用过不同的名称来描述此项技术。最初他使用"超越功能"（transcendent function），后来他把它称为"图像方法"（picture method），其他的名称还有"积极幻想"（active fantasy）和"积极奇想"（active phantasying）（Chodorow Ed.，1997）。

荣格在 1916 年写了第一篇论述积极想象的文章，命名为《超越功能》（Jung，1958/1970b）。文中描述了他的这种新的心理治疗方法和他所获得的关于心灵本性的深刻理解。荣格不仅描述了积极想象的阶段和它的诸多表现形式，而且还把积极想象同梦的工作和移情关系的处理联系在一起。在 1929 年与卫礼贤合著的《金花的秘密》一书中，荣格第一次系统表达了积极想象的思想。1933 年，荣格在《自性化历程研究》这篇论文中初次对积极想象技术做了勾画（Jung，1950/1969a）。而在 1935 年塔维斯托克的讲演中（Jung，1977a），荣格首次使用了"积极想象"这一术语来表示自己心理分析的独特方法。

随着时间的推移，荣格对积极想象地位的描述也有所变化。在早期，荣格只是把积极想象作为一种附属的心理治疗技术。后来他认为梦的解析基于积极想象（Jung，1954/1970c），并把积极想象作为分析心理学的方法之一。荣格在其最后一部著作《神秘合体》中将积极想象视为达成自性化的道途（Jung，1956/1970d）。在此意义上，积极想象就不单单是一种心理分析的方法与技术，而是一种具有意象本质的象征性态度。由此可见，积极想象在分析心理学体系中的地位与日俱增。分析心理学中许多重要的思想都与荣格的积极想象的体验有关，如阴影、阿尼玛、阿尼姆斯、人格面具、自我、自性等，这些概念同时也是心灵不同结构和功能的人格化表现。

（三）积极想象的内涵与实施

1. 意识与无意识的对话

意识和无意识能否建立良好的关系，决定了我们人格整合的程度。如果来自无意识的内容能够得到意识的有效关注，我们可能会更为平衡，更为健康，更富创造性。积极想象这种方法的优势在于能将大量的无意识内容带入意识层面。"通过积极想象，无意识内容显现、成形并整合于意识领域，意识领域因此而丰富扩大。由此，我们可以获得内心的自由，勇于做本真的自己"（Jung，1958/1970b），最终带来态度的转变与人格的整合。荣格曾如此描述积极想象：

> 以任一意象作为起点，全神贯注于此意象，密切观察这个意象如何展开，如何变化。不要试图去改变它，以"无为"的态度

观其自发变化即可。依照此种方式贯注任何心理意象最终都会发生一些变化。你一定要耐心行事，不要忽然从一个主题跳至另一个主题。紧紧抓住你所选取的一个意象并等到它自发变化为止。记下所有的这些变化，让自己融入意象的发展变化之中，如果这个意象可以说话，那么就对它诉说你的心声，并倾听它的回应。（Jung，1947/1992）

从荣格的这一描述中，可以看出积极想象技术的一个核心要素就是意识的充分参与。虽然"梦是通往无意识的康庄大道"，但梦需要以睡眠为条件，并且意识的活动完全终止或者极为微弱。但是，积极想象是在意识关注下展开的，是在清醒的状态下"做梦"。在积极想象的过程中，被动的观察或者聆听是不够的，只有让意识积极贯注于意象本身，才会有所发现，有所转化（Hannah，1981）。

意识自我的积极参与成就了积极想象，也使之与被动幻想划定了界限。荣格（Jung，1935/1977a）认为积极想象是积极而且目的明确的创造性活动，要求意识自我的全神投入，要求个体保持警觉和贯注。幻想则像幽灵一样飘忽不定，稍纵即逝，意识自我没有积极参与并且认真反思。幻想基本是个体自己的创造物，通常停留在个体经历和意识预期的表浅层面。而积极想象则不同，在此过程中，诸多意象有它们自己的生命，各种象征性事件按照自己的逻辑进程发展。因此，在积极想象的过程中需时刻保持意识关注，以免使积极想象变为被动幻想（passive fantasy）（Hannah，1981）。

2. 积极想象的启动与表现形式

把情结人格化就是积极想象，即是说我们有意识地引导心灵能量积极地把无意识情结具体化（Stephenson，2009）。那么，某种情结就是积极想象的起点。个体沉浸于某种情感状态之中，开始把注意力集中在一个意象上，这可能是一个可视意象、一个内在声音，也可以选择一张照片、图片或其他物体，集中精力关注它直到它变得鲜活起来。有时这些意象首先呈现在我们的头脑中，但很常见的情况是，通过一些表达性的媒介，这些意象会完全自发地呈现。沙盘游戏、绘画、黏土塑形、舞蹈或者写作是通常使用的表达性的媒介。意识自我运用这些媒介使无意识赋形的过程，会激发意识和无意识之间的张力，而承受意识和无意识张力的能力是积极想象的核心要素。

荣格认为不同感觉类型的人可能会偏爱不同的方式。例如"视觉型"的人可能会"看到"内在的想象画面，而"听觉-语言型"的人倾向于听到内在的声音（Jung，1958/1970b）。那些具有运动想象的人可能会以优美的舞姿来展现他们的内在意象（Jung，1928－1930/1984）。

3. 积极想象的实施步骤

积极想象分为两个阶段：首先，让无意识呈现；其次，体验、理解无意识。在第一阶段，我们要尽力为无意识的呈现营造一个宽松的氛围，尽力避免意识和理智的苛刻评价。在第一阶段，无意识起着一个引领的作用，意识自我充当一个积极的见证者和记录者。在第二阶段，意识负责引领。当无意识中的情感和意象已然呈现于意识领域，此刻意识自我便要对之进行积极运作。不仅需要发挥意识的洞察力，而且还需要进行大量的评价和整合工作。第二阶段包含着寻求无意识呈现的意义以及如何将其运用于现实生活之中。

荣格将积极想象分为两个阶段，在此基础上，许多荣格学者提出了一些更为细致的阶段划分方法。如玛丽-路易丝·冯·法兰兹（Marie-Louise von Franz，1983）提出五个阶段：（1）清空自我意识；（2）让无意识意象呈现；（3）赋予无意识形式；（4）直面无意识；（5）将其运用于日常生活。珍妮特·达莱特（Janet Dallett，1982）把积极想象分为四个阶段：（1）对无意识敞开心扉；（2）给无意识赋形；（3）意识自我反应；（4）与无意识共生。罗伯特·约翰逊（Robert Johnson，1986）也提出四个阶段：（1）邀请（邀请无意识）；（2）对话（与无意识对话）；（3）含义（汲取无意识力量）；（4）仪式（通过仪式与无意识达成协定）。综观以上对积极想象步骤的研究，"可能有多种方式进行积极想象，或许我们每个人都要去找寻适合自己的步骤和方式"（Chodorow Ed.，1997）。

(四）积极想象的潜在危险及注意事项

芭芭拉·汉娜（Barbara Hannah，1981）认为积极想象绝不是一项轻松的休闲活动。如果要进行积极想象，以下两点需要参考：首先，如果没有一个能够理解你、同情你的人陪伴你一同探索，请不要轻易尝试积极想象，因为积极想象有时会把人引至未知而冰冷的深层无意识领域，如果没有温情的陪伴，当事人可能会迷失方向。其次，不要把在世的人物形象带入积极想象中，因为积极想象是用来探索未知领域、寻求自身整合的方法。

荣格（Jung，1958/1970b）也曾论述积极想象的危险。从危险程度来看，较小程度的危险是积极想象并未产生任何积极效果，想象者陷入自己的情结之中不能自拔。程度较大一些的危险是想象者着迷于各种意象的美学层面，而无法发现其意涵并加以整合。积极想象的最大危险是被无意识中涌现的强烈的情感、冲动或者意象所淹没。所以这种方法只适宜于自我（ego）发展良好的个体采用，只有这种个体才能承受面对无意识的强大压力。

三、沙盘游戏疗法与表达性疗法

"情绪和情感被掩藏得越深，就越远离我们的意识记忆和人格主体，我们也越难找到语言去表达它们。"（安曼，2012）尽管语言的表达受到了限制，但是我们可以通过"音乐""舞蹈""绘画""沙盘游戏"来予以表达。正如《毛诗序》所描述的："情动于中，而形于言。言之不足，故嗟叹之。嗟叹之不足，故永歌之。永歌之不足，不知手之舞之，足之蹈之也。"

表达性疗法是将艺术与辅导、咨询、治疗相结合的一种心理治疗或心理教育方法，包括绘画、音乐、舞蹈、造型、写作（诗歌、小说）、游戏疗法等言语与非言语的治疗方法。表达性治疗是指当事人在表达性疗法治疗师的协助下，通过音乐、绘画、舞蹈、雕塑、诗歌、心理剧等形式，通过创造艺术作品的方式，或使用肢体语言释放被言语所压抑的情感经验，处理情绪上的困扰，重新接纳和整合外在刺激，从而达到心理治疗的目的。表达性疗法可帮助来访者深入自己的无意识，重新认识以往困扰心灵的问题，激发无意识的创造性，让积极的创造心理治愈自身的心理疾患（凯斯，达利，2006）。这是一个从抽象概念转化到生活具象的过程。

（一）表达性疗法的起源与发展

表达性疗法的起源可追溯至人类的史前时代。考古发现表明，远古时期岩洞壁画中的一些象征图画，正是史前人类尝试表达各种想法和情感的例证。原始初民对许多自然现象感到畏惧与恐慌，但又不明白其中的道理，所以在岩洞中留下许多壁画，以表达敬畏或试图在想象中寻找生命的意义。从这个意义上来说，艺术视觉形态的使用，一开始便具有功能性目的而绝非仅为美学目的。

表达性疗法以往被称为艺术治疗，由英国艺术家阿德里安·希尔（Adrian Hill）于1942年提出。20世纪60年代，艺术治疗摆脱非言语疗法的附属地位而成为独立的治疗方法，主要包括两种基本取向：（1）玛格丽特·南姆伯格（Margaret Naumburg）根据心理分析发展而来的分析取向。该取向认为艺术作品是无意识的象征，艺术的视觉效果是个体内部和外部经验交流的桥梁，治疗师不仅要鼓励来访者通过艺术创作宣泄情感，更要了解来访者在创作中的感受，以分析其创作动机、被压抑的冲突及情感，巧妙地洞察来访者的无意识世界。（2）伊迪丝·克雷默（Edith Kramer）阐述的治愈取向。该取向认为创作艺术品实际上是再现过去生活体验的对等物，从中可改变这种体验，即把艺术品作为再次体验过去生活并重构体验的工具，治疗时侧重鼓励来访者注重艺术创作的过程本身（林崇德 等主编，2003）。

表达性疗法在当代的蓬勃发展与它具有的独特的优势密不可分。表达性疗法的魅力在于它是一种以意象形式进行的象征性表达，这种历程常常能激发更多的想象和灵感，促进创造力及洞察力的产生。更重要的是，这种方式可以减少来访者的防御，使之在不知不觉、无预期的情境中，把内心的真实状况表达出来，从而更清楚地认识自己，获得成长。同时，这种表达能够将一个人内心的情绪或意念具体地表现在作品上，这是一种对内心世界的直观描绘。表达性治疗的作品具有一定的持久性，并且可以保持原状，经过一段时间以后，通过对作品的回顾可以产生新的发现，触动更深一层的感觉。

表达性疗法的治疗过程是一个身体与心灵相互协调的过程，而且形式生动活泼，操作便利，治疗效果显著。

表达性疗法与纯粹艺术最大的分界点，在于它重视创作者在创作过程中的内心历程的表达，而作品的艺术性较次要。人们往往认为"表达性治疗"一定要做出优美的作品才可以，其实美与不美不是关键，表达性疗法的关键是自由表达（freely expressed）。我们所压抑的往往都是对自己最重要的情感，若能按照适合自己的方式表达出来，那么心中的郁结就会慢慢疏解。所以，表达性治疗的过程同结果一样重要。荣格（Jung，1933）曾经论述到那不是一个艺术问题——或者说它就不该是一个艺术问题——它不应该仅仅是艺术，它应该包含得更多；也就是说，它应该是产生在来访者身上的强烈效果。虽然从社会角度看，个体生活的意义可以忽略不计，但是在这里，它却被赋予了最高的价值。因此，无论形式有多原始、粗糙和幼稚，来访者都努力把一种形式赋予"难以言表的"事物。

表达性疗法的基本信念是相信每个个体均有与生俱来的能力，可以自我引导。在一个支持的环境中，通过外在的创作形式来表达内在的情感，借以发现自身深层的情绪，提供给自己更多的力量。认为"人"是高度自主、能进行自我调节和自我适应的个体，相信治愈的力量来自来访者的内心深处。通过想象和各种形式的创造性表达激发出人的治愈潜能。表达性治疗吸收了人本主义心理学和积极心理学的思想。表达性疗法认为表达是人类与生俱来的能力，透过创作可以展现最原始且直接的情感与意念。人们每时每刻都在表达，表达是每个生命的渴望，而每个人都可以找到适合自己的表达方式，充分地表达自己，从而使心理疾患得以修复和愈合。

沙盘游戏疗法是基于分析心理学的一种独立的疗法，如若表达性疗法是以深度心理学理论为基础的，那么，沙盘游戏疗法亦可参考表达性疗法的精髓，以更好地探索、拓展应用领域及促进理论的发展。

（二）表达性疗法的基本步骤

表达性疗法的实施主要有以下几个步骤：（1）确定一种表达媒介，如绘画、雕塑、沙盘游戏、音乐、舞蹈等；（2）准备物质条件，并营造自由且受保护的氛围；（3）运用媒介表达，通过此过程与内心世界沟通；（4）理解感受完成的作品，引导个体进行深层次的体验，帮助来访者逐步实现人格成长。

在具体的实施过程中，治疗步骤可能会因人而异，关键在于个体需要找出适合自己的独特方法，以便使这一过程能够达到心理整合的目的。

在表达性疗法进行的过程之中，有三个需要注意的环节：第一，建立有效的工作同盟。有效的工作同盟是工作效果的基础，要建立一种"安全与现实感"和"自由且受保护"的关系与氛围，在此基础上开展工作。第二，象征性的寓意表达。治疗师要全神贯注地陪同，积极倾听；对象征性表达的不确定性保持一种开放的心态。第三，心灵整合与意义发现。把无形的心理事实以某种适当的象征性的方式呈现出来，从而获得治疗与治愈、创造与发展，发现病症的意义和生活的意义。

（三）意象在表达性疗法中的核心作用

《周易·系辞上》中提出："子曰：'书不尽言，言不尽意。'然则圣人之意，其不可见乎？"其实是有解决办法的："子曰：'圣人立象以尽意，设卦以尽情伪，系辞焉以尽其言。变而通之以尽利，鼓之舞之以尽神。'"由此可见语言的局限性和意象的丰富表达性。在表达性疗法中，意象发挥着桥梁的作用。意象不仅是内在世界和外在世界之间的桥梁，也是想象和现实之间的桥梁（凯斯，达利，2006）。表达性疗法是以意象为载体进行治疗的创造性形式。通过意象呈现，在来访者、治疗师、意象三者间的互动中，系列意象展现出来访者心灵深处意识与无意识之间的持续性对话，以及由此而激发出的治愈过程和人格发展。

在随后进行的探索过程中，意象展现了来访者的思想以及伴随而来的感受。是什么样的特质使意象具有如此作用呢？把大脑看成是两种过程或者两种工作方式的理论将会帮助我们解答这个问题。所谓两种工作过程就是弗洛伊德所说的原初过程和继发过程。继发过程的象征是通过言语进行的有意识的理性思考。这种思考通过线性的、独立的、具有先后顺序的词语被符号化。我们在描述意象生成的方式时使用的就是上述符号化过程。但是，意象本身并不是按照先后顺序而是在同一时间里展现它的各个构成部分；它是想象而不是归纳。因此，原初过程的象征是非言语的，它通过视觉意象而不是词语进行表达。它的复杂性不受大脑在整个统觉（apperceptive）过程中保留下来的东西的限制。如果把意象放在整个治疗过程当中加以处理，那么这些在表达性治疗中涌现出来的意象就会不断地揭示出新的意义或传达出不同的感受。治疗结束时，这些意象是一种具体实在的产物，以后还可以再拿来被当作参考对象。或者，可以把它们放到一起，重新加以审视（凯斯，达利，2006）。

安东·埃伦茨韦格（Anton Ehrenzweig，1967）在《被隐藏的艺术秩序》中，首先对原初过程和继发过程的两种思考模式产生了兴趣，试图探索这两种模式在创造性工作中如何互动。他认为，在创造性中存在有意识控制和无意识控制之间的冲突。有意识思维进行高度聚焦和分化的分析，而无意识具有混合性，能够全面把握单一的结构但不会对细节进行分析。无意识朝着各个方向发展，所以最后这个单一结构就变得混乱而缺乏秩序。他认为创造性需要一个与标准逻辑思维习惯相矛盾的分散的注意力。他看到"艺术巨大的亚结构中带有欺骗性的混乱"，因为"在混乱中隐藏着秩序"，也就是隐藏在无意识中的秩序。埃伦茨韦格吸取了弗雷泽在《金枝》中的研究成果，后者认为临死的神是神自我创造过程的神话。临死的神的"自我毁灭"意象可以被看成无意识机能对理性的表层感受力发起的自我毁灭性攻击。因此，创新意味着抛弃旧的思考模式和存在模式（凯斯，达利，2006）。

查尔斯·里克罗夫特（Charles Rycroft，1962）看到了原初过程的功能，即非言语象征的功能是表达、解释说明和交流附着在体验之上的情感。继发过程的功能是把外部现实拆解成各个独立的成分，范畴化这些成分以及阐明它们之间的关系。二者都具有现实性功能，而且都是适应性的。如果继发过程被分裂，它就变成一种理性的防御；如果原初过程被分裂，它就变成前逻辑的泛灵性思考（pre-logical an-imistic thinking）。里克罗夫特在重新审视关于这两个过程的理论时，认定"精神分析治疗的目标首先不在于把无意识的变成有意识的，不在于拓宽或者加强自我，而在于重建被分裂的心理功能之间的关联，这样来访者就不再会觉得在他的想象能力和适应能力之间存在着固有的对立"。

苏珊·朗格（Susanne K. Langer，1963）讨论了言语的象征形式和意象的象征形式。继发过程的象征是言语的，直线的、独立的和有前后顺序的词语象征着有意识的理想思考；原初过程的象征是非言语的，使用的是视觉意象而不是词语。原初过程同时而不是按先后顺序呈现它的构成成分，因此它可以想象但无法归纳概括。因此，其复杂程度不会受到大脑从知觉开始到结束时所能记住的事物的限制。

由于躯体会把脑中的意象当作现实场景来经历，因而意象会激发特定的感觉反应。而且，由于激发的感觉不仅仅是视觉，还包括嗅觉、听觉、触觉、痛觉等，意象能激发来访者的深层参与，有利于来访者对事件或问题做出反应，重构感觉，促进情绪和行为的变化（Malchiodi Ed.，2003）。意象之所以具有情感上的意义是因为，对于治疗中的来访者来说，意象可以接纳浮现在他意识中的幻想、焦虑和其他无意识过程。在表达性治疗中生成的意象体现了人的情感。意象在无意识和意识之间进行调解，把持并象征着来访者的过去、现在和将来。矛盾心理和冲突可以在一幅画中得到陈述并且受到控制。在表达性疗法中，来访者试图通过意象生成将形式赋予那些看起来难以言表的思想情感。"在艺术中，创作者和观众分享他们对言外之意的理

解。"（凯斯，达利，2006）

表达性疗法虽然叫作非言语治疗，但是意象，充当了无意识的语言。"表达性治疗过程的根基在于人们已经认识到，人类最基本的思想情感虽然来源于无意识，但是，它们是通过意象而不是通过语言被表达出来的。"在治疗中使用意象的优点之一就在于具体的意象对视觉诠释保持开放；意象比任何一种文字都更一目了然（凯斯，达利，2006）。

相对于概念和思维的抽象性而言，意象则是具体的、可把握的。它们将外部世界和内心世界进行连接。某些心绪和情感会肆无忌惮地折磨我们，如若将其凝聚为可视和可触的意象，则可将之平息，因为如此，我们就能够面对它们，与之对话（Edinger，1985）。

（四）治疗师在表达性治疗过程中的态度

在治疗中，来访者可能要花好几个月的时间才觉得自己做好了揭示情感的准备。在这个漫长的等待过程中，意象可能会向来访者体现、反映、呈现出他们自己所采取的戒备的立场。治疗师的工作并不是促使情感外溢，而是帮助来访者感受到，无论其情感有多么难于表达，都会有人倾听和理解他的情感。只要来访者感到自己可以信任治疗师和治疗场所，而且自己心里已经做好了准备，他就可以在治疗中只按照他自己的步骤前进（凯斯，达利，2006）。

在治疗的过程中，治疗师可能在意象中"看见"许多不同的事物，或者对意象和来访者有所认识。重要的是来访者能够自我发现，而不是治疗师对自己聪明的诠释扬扬得意。言语评说的目的是澄清而不是强加，应当减轻压力而不是使来访者产生退缩的感觉。对于来访者来说，一部分审美反应的力量在于在意象中看到自己的某个方面，看见一个意象已经被赋予生命，看见而且知道其他人（治疗师）也已经看出一般会被隐藏起来的事物。最后这个方面其实就是在重新体验最早的人生反应之一，也就是当我们看着母亲的眼睛的时候，看见了被反射的母亲对我们的注视。母亲感知到"一种特别的光明"，而我们通过她的注视感觉到了自己，感觉到了同一性和价值（凯斯，达利，2006）。

在处理表达性疗法中的意象时，治疗师要能够进入来访者的"世界"。其中一种方式是通过共情与来访者分享对意象的体验。为了和来访者一起进入这一过程，治疗师必须能够感受同样程度的混乱、不确定性和脆弱，也要能够感受到治疗的作用已经发挥出来并且取得了成功。治疗师不仅需要对自己的工作有个人的体验，而且需要从理论上理解创造性过程（Gordon，1989；Hershkowitz，1989）。

治疗师要对意象及其所有潜在的意义保持开放的态度。治疗过程的核心是，治疗师要等待，忍受不确定性，忍受不知道意象所传达出的意义的状态。急切的解释可能会不利于甚至取代真正的理解（凯斯，达利，2006）。

在常规的心理治疗和心理教育中，表达性疗法取得了良好的效果。对于处理创伤后应激障碍的来访者，该疗法因为安全性、象征利用等特点，也可以起到快速和良好的作用（蔡成后，申荷永，2010）。

第三节　沙盘游戏疗法的基本应用领域

一、心理咨询与治疗

目前沙盘游戏最广泛的应用便是在心理咨询与治疗的实践中。如前所述，沙盘游戏提供了一个非言语的治疗场域。芭芭拉·拉博维茨·博伊科（Barbara Labovitz Boik）指出：在沙盘游戏治疗中，治疗师提供沙盘、水、许多沙具和材料，来访者在沙盘所限定的区域里，运用这些道具发挥自主想象创造一些场景（scenes）。沙盘游戏可以有效地用在对儿童、成人、夫妻、家庭以及团体的治疗上。正如茹思·安曼所述，沙盘就像是"一座心灵花园"，像一个展示来访者心灵生活的容器。沙盘是一个介于个体内心世界和外在生活的"中间地带"（in-between-space），来访者的内心世界和外在生活在这里得以逐步呈现和自我揭示。沙盘是一片自由的空白区域，来访者在此运用自己鲜活的创造力创造自我的"世界"、改造现存的"世界"。治疗师提供一个安全和接纳的环境，来访者可以敞开心扉，说出自己的心声。茹思·安曼比喻说，这个"中间地带"也存在于来访者和治疗师之间。在"中间地带"，意识层面和无意识层面的内容得以展开且一起出现，并得以具体化。

这种无意识内容被具体形象地呈现，可以把来访者被压抑的或未知的东西带入意识（博伊科，古德温，2006）。

人们在成长的过程中发展了人格面具（persona）来面对外部世界。人们常常压抑自己的感觉和想法，与"自性"渐行渐远。个体日常生活中持续的活动和需求，对创伤和痛苦经历的隔离，人们所受到的不要感性行事而要理性思考的教导，凡此种种，都使得我们无法与自性相连。人们受到的阻碍越多，人格面具就越背离自性。安吉拉·康诺利（Angela Connolly）在一次访谈中提及："我们也要看到中国文化的负面影响。在中国文化中，非常重视人格面具。对人格面具的过分强调使人们与心灵的深层失去了联系。他们与阴影、阿尼玛或阿尼姆斯少有接触，更不用说与自性的接触了。"当人们通过创造沙世界看到了自己的未知领域并且对无意识内容有了更多的了解时，他们就能够获得原先被他们否认的能量和领悟。沙盘游戏历程提供了这种意识和无意识交流整合的框架。

二、心理辅导与心理教育

申荷永教授（2001）认为对于学校而言更应强调心理教育而非心理治疗，游戏式的专业心理辅导手段的引入对心理教育有着积极的意义。在问题呈现之前，通过心理教育增强教育对象自我的力量，以积极的态度应对生活中的问题。沙盘游戏不仅仅是一种心理治疗的方法，能够广泛地针对诸多心理问题进行工作，而且也是心理教育的一种技术，在培养自信与人格、发展想象力和创造力等方面发挥积极的作用；同时，"以整合意识与无意识为目标的沙盘游戏，可以帮助我们自性的成长和心性的发展，以获得真实的自性化体验"（高岚，申荷永，2012）。在这一层面上，沙盘游戏不仅是作为心理问题的治疗方法和解决手段，也作为普通人进行自我心灵探索的工具，为人格、想象力、创造力等方面的发展及完善提供支持。

三、团体心理辅导

团体沙盘游戏疗法是团体治疗和沙盘游戏治疗的结合，是在心理治疗师的陪伴下，多位来访者一起挑选沙具，在沙盘内完成沙盘作品。许多研究者发现，团体沙盘能促进团体成员的心理发展和成长，发挥由成员强大的自我治愈力组合而成的团体动力场，释放内心被压抑、郁结、隐藏的心理能量，释放内心的不快或消极体验，表现那些由情境引起的恐惧、不安、担忧、焦虑等负面情绪，分享成员的心理资源、观点，从而促进成员自我的整合和自性化的实现，以及团体的整合与和谐发展。

团体沙盘游戏的主要设想是在团体中使用沙盘，在一个团体内借助沙盘游戏促进自我的探索和问题的解决。在这样的设置下，可以同时让多个来访者进行沙盘游戏，发挥团体治疗与沙盘游戏的长处。此外，在学校层面，团体沙盘本身可以作为心理教育的手段，广泛地促进孩子之间的交流与合作，灵活地服务于教育辅导。

（一）沙盘游戏与团体治疗的结合

除了卡尔夫的沙盘游戏方法外，沙盘游戏技术自洛温菲尔德以后还有很多不同方向的发展，有的把它作为一种测量和诊断的工具，有的把它作为一种治疗技术。即使是在治疗领域，沙盘游戏技术的使用也不受任何理论偏见的束缚，可以被各种理论取向的治疗师所采用（Mitchell & Friedman，1994）。目前沙盘游戏技术被广泛地使用于各个领域，如医院、学校、公司等，使用的对象有个人、夫妻、家庭或者其他团体，整合了格式塔、催眠、角色扮演等方法，还有一些治疗师在阿德勒自我心理学、家庭系统治疗理论背景下使用沙盘，沙盘游戏越来越呈现出多元化的趋势。格思拉·德·多梅尼科（Gisela De Domenico）把团体沙盘世界技术当作沙盘游戏治疗的一个新的方向。她认为，在团体沙盘游戏的过程中，成员可以触碰到个人的还有集体的心灵，促进深层的情绪表达，包括创伤、灵异事件等，这些都会在超个人的团体的背景里呈现出来（De Domenico，1999）。个人的意识得到扩展，个体对自身的身体感觉、情绪情感、童年记忆、家族记忆、原型记忆都会有更多的觉察，对社会的及个人的思维模式、种种预感有更多体会。她强调了这种团体治疗模式的力量，而且证明了沙盘游戏技术结合其他表达性疗法在问题取向的小组工作还有家庭沟通中的优势。

团体治疗自从 20 世纪 40 年代问世以来，得到了心理治疗界的广泛认同。随着接受心理治疗人群的变化，团体治疗以其经济省时、促进人际沟通的特点受到人们的欢迎。在将沙盘游戏与团体治疗结合时，有几个基本的考虑。

在团体动力学方面有突出贡献的库尔特·勒温曾经和他的学生一起使用"敏感性训练"方法增进人与人之间的理解与信任，促进人际沟通与和谐。该方法主要是通过小组交流讨论的形式，让参与者学会如何有效地与他人沟通和交流；如何有效地倾听和了解他人的感情与感受；了解别人如何看待自己，自己的行为又如何影响别人，以及自己又如何受别人影响；等等。大量的敏感性训练实践证明了这种方法有助于提高参与者的信心，增进对自己与他人的了解，建立和谐的人际关系。而后，敏感性训练一直是团体治疗中的一种重要形式。

在荣格的心理分析训练中也包括一些团体过程的内容，现代的梦的分析技术常常就是在团体中进行的（Daniels & McGuire，1998）。团体的容器、团体的内聚力、团体的气氛都是治愈的重要因素。荣格的一些基本思想，如集体无意识与原型等也可以作为理解团体过程的重要因素。比昂（Wilfred R. Bion）的"团体体验"（experiences in groups）、尼西尔的"团体作为一个整体"（group-as-a-whole）以及团体无意识过程（group unconscious process）等分析心理学的理论都可以作为团体沙盘游戏理论的基础（陈静，2005）。

（二）团体沙盘游戏的发展

团体沙盘游戏最早的形式可以追溯到原始人类在地上画的图腾、在沙子上的游戏。对他们而言，这些具有象征意义的集体仪式有治疗和保护的作用。而且，沙盘游戏技术在发展早期并不只用于个人。威尔斯的地板游戏就是他和两个儿子一起参与的家庭游戏，这可以营造一种宽松自由的家庭氛围，激发彼此的创造力，同时促进孩子心理健康成长。在洛温菲尔德的治疗室里，孩子们有时也会玩到一块，沙子中的世界往往是他们自发创造的，这在我们的实践中也可以观察得到。团体的活动顺从了孩子的天性，在团体中学习，可以促进他们的自我认同感的发展，满足社会化的需要。

在国外，团体沙盘游戏常常采用一人做沙盘，团体里的成员做观察的形式，这主要用于沙盘治疗师的督导小组、住院病人的支持性团体、家庭或者夫妻朋友等原生团体。在一些团体沙盘游戏或心理治疗的督导小组中，有的督导师会使用沙盘，帮初学者通过沙盘觉察和表达自己在治疗过程中的感受。沙盘游戏可以在个人层面包括象征层面呈现来访者与治疗师的关系。小组内接受督导的成员讲述个案后，会根据个人的治疗感受做沙盘，其他成员进行观察。完成后，小组成员和督导师会就沙盘的情况向接受督导者提问。在团体的气氛中，利用团体的智慧，帮助接受督导的成员深入地洞察治疗过程中的移情和反移情，发现潜在的治愈线索。在督导小组中，关系是非常重要的，小组中的宽松包容的气氛，可以为初学者提供一个更具支持性的容器，进而使来访者更好地被容纳。有时，初学者很难接触自身儿童的那一部分，不知如何去陪伴年幼的来访者玩耍，在小组中，初学者也可以学习如何玩耍，从而更好地开展儿童来访者的工作。

在梦的分析小组中，有时也会使用沙盘。报梦者报告一个梦，治疗师会建议报梦者用沙盘把这个梦摆出来。这常常用于跨文化的团体中，也特别适合那些讷于言语的报梦者——借助沙子可以更加形象直观地呈现自己的梦，从而避免了言语的掩饰；小组其他成员也能够更直接地与梦接触，不需要使用想象重新唤起报梦者的梦。一般的程序是：报梦者用沙盘把自己的梦摆出来，再用语言做一些描述。小组成员也会问一些问题使这个梦丰富起来，如："这里让你感觉如何？""这个沙具能帮你表达梦中的感受吗？"有时也会问一些与现实相关的问题，如："在现实生活里，你曾到过这里吗？"这些问题能让报梦者更加明确自己的感受。在共情式的体验梦的沙盘之后，报梦者可能会对沙盘中很多地方有新的想法，在小组成员的帮助下，报梦者会对他的沙盘进行修改。小组成员会尽可能用非侵入性的语言去询问："如果这里可以改变的话，你希望它是什么样子呢？"有时候，报梦者会使用两个沙盘，一个用于创作梦的场景，另一个用于创作现实生活的场景。小组成员会发现梦与现实之间的差异，对这些差异的探索可以帮助报梦者发现很多隐藏的信息。

　　无论是初学者的督导小组还是梦的工作小组，在使用沙盘时都有一个基本的前提，那就是团体之间的同质性。此外，团体必须形成一种包容和安全的氛围。有的沙盘游戏学者（如 Ryce-Menuhin，1992a）反对这样的形式，认为在这么多人面前做沙盘，也许会导致有些人在此过程中有表演性的意图，而这种意识性的表现会抑制无意识的表达，最终沙盘游戏者并没有真正地投入团体中。

　　团体沙盘游戏还可用于精神病院或者重症心理疾病患者的治疗团体中，团体成员往往共用一个大沙盘，一般是圆形的沙盘，每个人一个区域，在治疗师的带领下进行自发的游戏。这种方式强调仪式化的过程，强调神秘虔诚的气氛，认为团体的支持、共情以及在无意识层面的呼应都会给治疗带来积极的效果。马丽昂·韦伯（Marion Weber）认为，在这样的团体沙盘中可以形成一种类似圣坛一样神圣的气氛，促使转化的发生；而且也能够使成员对生命中的各种存在保持敏感，体验生活中象征性的意义。很多精神疾病或者重症心理疾病都是源于分裂——由于被忽视和被漠视导致的自我的分裂或者与他人的分裂。团体沙盘游戏恰好能够弥合这种分裂的状态。通过与大地母亲的接触，与自己以及他人的联结，重新感受彼此的联系，产生认同与归属，重新审视自身的痛苦，意义感也因此涌现出来；特别是当团体

沙盘游戏疗法案例与应用

中出现一种整体感的时候，多元的结构最终产生了一种整合的感受，治愈就会发生。如果沙盘中出现了整合，那么团体成员的生活中也会出现这种整合；另外，团体的支持也给予团体成员一种面对生活中的不确定性的勇气，这对于那些具有身体缺陷及面临重大变故的人是很有帮助的。而且，通过团体沙盘中的意象，可以看到关系中存在的动力；对语言以及一些细微行为的分析可以达到一个有形的可以观察的水平，团体成员之间的移情与反移情的动力因素会变得清晰可见，从而改善他们之间的关系。但是至今还没有指南或标准来理解出现在这些新背景中的沙盘场景。然而，有的分析师对这种方法持质疑态度，认为许多心灵在沙子中的汇聚会产生一个更加复杂的原动力，其中占中心地位的是病人的相互作用，这可能会导致展示在沙盘中的象征内容变得不清晰甚至混乱。

也有的分析师发现沙盘可以促进沟通，因此他们尝试将沙盘运用到夫妻和家庭之中。芭芭拉·拉博维茨·博伊科描述了对夫妻和家庭采用沟通沙盘或者个体化沙盘的方式进行指导性和自发性的沙盘操作（博伊科，古德温，2006）。沟通沙盘是一起创作一个沙盘，关注团体的动力和彼此的关系，这可以增进团体成员的沟通；而个体化沙盘是每个成员一个沙盘，互不干涉，到最后分享的时候再邀请其他成员一起参与，具体包括创造世界、经验和重置世界、与同伴沟通、探索世界、治疗性的介入，这可以避免团体纠缠不清或者某些成员在团体中无法表达自己。而家庭小组工作则特别强调每个家庭成员所扮演的角色，以及家庭系统中的动力——夫妻的互动、与孩子的互动、权力的分配、家庭成员是独立的还是试着要彼此引导或跟从、彼此之间是接纳还是排斥、气氛是紧张还是自在。团体工作中的规则特别重要，特别是对一些纠缠不清的家庭，规则可以帮助家庭成员打破一些旧有的模式，如替别人发言、干扰、做负面的评论等。在团体治疗中，治疗师要保持中立的态度，避免卷入家庭的权利斗争中；在交流阶段，给每个人平等的机会去谈论自己的操作，并要求家庭成员提出正向的意见。当治疗时间有限并经来访者同意时，治疗师可以采用指导性的技术，通过沙盘进行次人格整合、原生家庭工作、扩大过程等，加快来访者对阴影部分的整合。但这些必须建立在治疗师对来访者充分了解的基础之上。

　　团体沙盘游戏是一个新的尝试，团体领导者最好同时熟悉团体治疗与沙盘游戏疗法，慎重为之，扬长避短，这样才能促进团体沙盘游戏更好地发展。

第二章　沙盘游戏中的疗愈因素

沙盘游戏治疗是一种以荣格心理学原理为基础，由朵拉·卡尔夫发展创立的心理治疗方法。荣格认为，人的心灵具有自我疗愈和趋于整合的倾向（Jung，1928-1930/1984），而沙盘游戏则借助系列的沙盘场景的建构过程，让来访者无意识中的冲突得以通过象征的形式表现出来，并通过对混乱的心理内容进行重新梳理，从而实现心灵的疗愈和转化。成功的沙盘游戏历程需要有意识层面的转化、与原型能量的接触，以及进入整合阶段的转变（Weinrib，1992）。关于沙盘游戏治疗的转化与治愈功能，埃丝特尔·温瑞卜有如下描述：

● 它直接连接到个人内在世界的冲动与感觉，提供一个与童年时期创意的玩乐世界连接的管道，但同时也是进入内在原型领域的安全出口；它将意象的原型具体化并设定范围，它也扮演与外在世界联结的中介或桥梁。

● 它是心灵世界中女性（阴性）面向复原的工具。

● 它是修补母亲意象的方式，以免整体人格的实现潜力受损。借由重建母子联结使得自性得以汇聚并启动，这是健康自我的发展前驱。

● 它让心灵自然的自我疗愈能力得以启动。

● 它是与心灵超个人领域接触与体验的方法，是获得"自我的联系性"（relativization of the ego）的结果，并在自我与自性之间建立起较为平衡的关系。

● 它让口语表达能力不佳的来访者借由沙盘作品得以从无法

沟通的内在孤立状态中突破，这对于直觉力与同理心发展得不是很好的分析师至为重要，因为沙盘作品将来访者的状态具体地表现出来了。

● 它让受阻的能量再度通畅或转化。

● 在治疗师极小的影响下，来访者得以自我发现并让创造性的能力苏醒，像是荣格在其自传中所描述的以绘画或是雕刻方式所进行的成年礼仪式——"每一次如是的经验后来均证实是随后出现的想法与成果的入门仪式"。

● 至少它提供了一个机会，以非理性的创造性经验让过度强调自我导向的智性获得平衡。（Weinrib，1983）

凯·布莱德温认为：

沙盘游戏治疗的疗愈力量在于融合了下列因素，包括使用实际的沙、水、沙具，并在有智慧且令自己信任的治疗师所提供的保护下，个人能不受干扰，享有随意创作这些媒介的自由。沙、水、沙具、自由及保护的结合看起来如此简单，然而将之结合所产生的力量却蕴藏着疗愈及转化的潜能。（布莱德温，麦克寇德，2010）

那么，沙盘游戏疗法的这些看上去"神秘而不可思议"的转化与疗愈功效究竟是如何产生的？在沙盘游戏过程中，这一疗愈功能又会受到哪些因素的影响？本章将着重探讨沙盘游戏疗愈的核心因素及影响因素。

第一节　沙盘游戏中的基本要素

沙盘游戏的重要组成要素有：沙盘、沙子、水、沙具。

一、沙盘

（一）沙盘：现实层面的疗愈空间

从沙盘游戏的定义可知，自由且受保护的空间是进行沙盘游戏的前提。实际上，沙盘本身就从现实层面营造了一个卡尔夫所指的"自由且受保护的空间"。

通常沙盘游戏室内会准备两个沙盘，一个干沙盘，一个湿沙盘。摆放沙盘的桌子要保证来访者能够绕着沙盘自由移动。目前国际通用的沙盘尺寸是长72厘米，宽57厘米，深7厘米，沙盘的四周和底部被漆成蓝色，也即大海或天空的颜色。沙盘是长方形，而非正方形或者圆形，也正是长方形的不对等及无中心性，营造了一种紧张的感觉，让人有想要挪动的欲望，也想要在其中找到一个中心，而正方形或者圆形则会让人感到安定、平衡（安曼，2012）。

乔尔·莱斯-梅纽因（Joel Ryce-Menuhin）认为，固定沙盘的空间可以使游戏者的幻想在限定的范围内自由释放（引自博伊科，古德温，2006）。沙盘的尺寸能够使整个沙盘完全呈现在儿童以及成年人的视野范围内，有一种可控的感觉，也有利于意识的放松和意识水平的下降，从而可以触及自性的核心原型。同时，沙盘的四壁创造了边界，这为容纳提供了物理形式，也让来访者的表达有了一个边界，不至于出现能量的扩散。这样可以帮助来访者及治疗师把足够的能量与精力投注到沙盘游戏过程中，以及存有多余的能量来接收其他的信息，比如来访者所讲述的事情或者日常生活的经历等。沙盘所具有的保护性还体现在其为沙盘游戏治疗师提供了来访者意识边界及心灵稳定性的参照标准。

沙盘的边界以及治疗师对整个历程的容纳足以包容来访者在处理心灵困扰时所产生的动荡不安（特纳，2016）。当来访者的沙盘作品呈现出精神异常的感觉，并且其中的内容不全在沙盘的界限之内时，这便是一个很重要的信号。一般而言，一名合格的沙盘游戏治疗师可以借此敏锐地觉察出来访者的精神状态，并且做出准确的判断。此外，另外一种突破沙盘边界的情况可能会出现在儿童个案中。有些低龄儿童的自我意识或自我边界尚未稳定，在进行沙盘游戏的过程中，有可能会出现将沙具、沙子抛出沙盘之外的情景；而另外一些孩子则可能通过突破沙盘边界的行为来试探治疗师的容纳程度。有经验的治疗师可以很好地分辨出孩子挑衅行为背后对关系和信任的渴望，并做出合适的回应，让孩子既能感受到安全感，又能享有自由。

（二）沙盘中的空间布局

除了本身的容纳和保护的象征作用，沙盘还提供了一个空间参照，治疗师可以根据沙盘中的空间布局对整个沙盘作品进行更准确的理解。乔尔·莱斯-梅纽因（Ryce-Menuhin，1992b）与茹思·安曼（Ammann，1998）曾分别论述了沙盘中各个区域的意涵，即沙盘的各个分区一般对应的意识水平（意识、个体无意识、集体无意识）。

乔尔·莱斯-梅纽因认为主要有三个水平的心理内容投射在沙盘游戏中：意识水平、个体无意识水平和集体无意识水平。她随机抽取了 1 000 个成人的"沙盘世界"图片，经过分析，发现 95％的沙盘游戏遵循图 2-1 所呈现的分布状况。

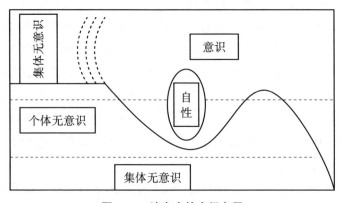

图 2-1　沙盘中的空间布局

自性一般出现在沙盘中心部位，常呈现出椭圆形状。集体无意识呈现在沙盘底部，沙盘中间部位显现个体无意识，沙盘上部主要是意识层面。从整体上看，无意识层面的内容主要呈现在沙盘的左半部，意识层面的内容主要呈现在沙盘的右半部。

　　茹思·安曼从来访者的角度，在临床经验的基础上，认为沙盘可以分成四个区域，每个区域一般呈现一个内隐主题。结合茹思·安曼的理论，我们可以把沙盘视为一个平面，以沙盘中心为原点，分别以平行于沙盘底边框和侧边框的直线为横轴和纵轴建立平面直角坐标系，那么这一坐标系就把沙盘分成了四个区域，每个区域对应着一个象限，每个象限呈现的主题如图 2 - 2 所示（蔡成后，申荷永，2005）。

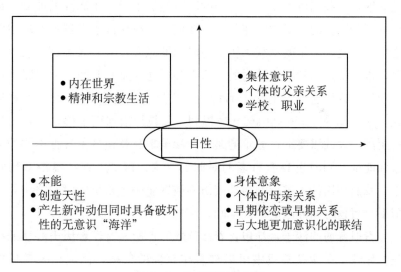

图 2 - 2　沙盘的四个区域

　　沙盘的中心部分通常包含着沙盘的中心主题。曼荼罗一般出现在"沙盘世界"的中心，代表着自我和自性之间关系的变化，甚至象征着人格的核心。沙盘左半部（第二、三象限）主要呈现的是来访者的内在世界，倾向于无意识的一面；沙盘右半部（第一、四象限）主要呈现的是来访者的外部世界，倾向于意识的一面。

二、沙子

(一) 沙子的特性

沙子聚集在沙盘中，被容纳在沙盘的有限范围内，是沙盘游戏历程中意义丰富的内容部分（特纳，2016）。德·多梅尼科认为："沙子是创造'世界'的基础。沙子支持、隐藏、掩饰或破坏沙盘中的意象。"

汉字"沙"由"水""少"构成，意为"水少沙见"，表示水中所见的细石。我们可以想象，海边的巨石经历了千万年海浪的冲刷，在种种不可思议的自然力的作用下，变成了一粒粒沙子来到我们的沙盘之中。于是，沙子就承载了历史与时间的意义。古时候没有手表、钟表，古人就是用沙漏来计时的。所以沙子通常是和时间、记忆联系在一起的。或许这也正是沙子的特性（高岚，申荷永，2012）。作家安妮·迪拉德（Annie Dillard）曾提到，一粒沙沿河而下移动一百公里的距离，大约需要上百万年的时间。沙子本身就包含了各种不同的元素和能量，同时也具有古老的时间的含义。因此，在沙盘游戏历程中，我们利用沙子进行的活动就仿佛被置于一个永恒的时空之中，这似乎是超越时间界限的神性空间。

看似普通的沙子，却包含着珍珠般的色彩，凝聚着历史心性的结晶。珍珠，在沙盘游戏中可以被看作自性的象征。芭芭拉·拉博维茨·博伊科说：

> 在自然界中，海床中的一粒细沙进入软体动物的肉中，就形成了珍珠。沙粒的刺激促使软体动物释放出一种被称为珍珠层或珍珠母的保护性物质，围绕并包裹住沙粒。正是这一层层的珍珠母创造出了光泽夺目的珍珠。在珍珠的形成过程中，对沙粒持续不断的包裹所具有的自性化过程的寓意显而易见。作为自性象征物的珍珠，其核心是一粒沙，而我们的沙盘中的沙也是一种媒介，可以让我们与自己心灵的中心——自性——建立起深深的联

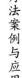

沙盘游戏疗法案例与应用

结。由此看来，沙盘中成千上万的沙粒蕴含着心灵整合的无限潜能。（引自特纳，2016）

（二）沙子的寓意：神圣、洁净与转化

在许多文化传统中，沙子被赋予了神圣的意义，或作为神圣的用途。如藏传佛教的坛城沙画：坛城的创作本身就是一种神圣和中心化的行为。多数坛城是用七彩的沙子或岩石粉末、谷物这些非永久的材料用手捻撒而成，创作过程有严格的规定和细节要求，结构、位置、长度、名字等关键的地方绝不能搞错，一般都是由经过训练的喇嘛执行，当然它也不是一成不变的。创作坛城沙画的过程中，这些喇嘛全程保持全神贯注、一丝不苟。从绘制的法事准备活动到坛城沙画的完成，一般会持续二十天乃至数月之久。然而，喇嘛们呕心沥血、极尽辛苦之能事创作出的美丽立体画卷，并未被用来向世人炫耀它的华美。完成的坛城沙画，会被毫不犹豫地扫掉，在顷刻间化为乌有。从佛教的角度来理解，这一举动表示佛之事业始于一无所有，却能建立具足庄严之坛城，进而展开化渡之力用，最终化归空无。如此完全符合宇宙间不断经历生、住、异、灭之迁演，而无有停滞、执取。沙坛城以手轻拂即归空，最能呼应"无常、幻化、不执、空性"的佛法本质。

再比如，古代的扶乩是通过一盘沙来进行占卜的方式。扶乩仪式要准备带有细沙的木盘，扶乩时，乩人运用 Y 字形桃木和柳木合成的木笔（即乩笔），插在一个筲箕上，有的地区是用一个竹圈或铁圈，圈上固定一支乩笔，架在沙盘上，由两人各以食指分扶横木两端，依法请神，木笔的下垂部分即在沙上画成文字。乩人拿着乩笔不停地在沙盘上写字，口中念某某神灵附降在身，作为神的启示，或与人唱和，或示人吉凶，或与人处方。

此外，在其他文化中，也不乏类似的将沙子视为洁净、神性的化身的例子。因此，沙子作为沙盘游戏工作的主要载体，是因为其自身所具有的深刻特质。它是净化的、神圣的、具有疗愈作用的。

沙子本身就具有转化这一特性。沙子不是液体，却能流动；沙子是固体，却不能以较固定的方式保持稳定。而沙子一旦与水结合，就变得就有黏着性和可塑性，可以雕塑出不同的形状。因此，在沙盘游戏室中，治疗师要为来访者准备好水以及盛水的容器，方便来访者往沙子里加水。

实际上，沙子在任何一种文化背景下都是人们熟悉的东西。小孩子天生就喜欢玩沙子，沙子是天然的道具。触摸和移动沙子确认了个体的存在，流动的沙子是把我们带入无意识的媒介。沙盘中的粒粒沙子，便是我们心理分析炼金术的"原始物质"，沙子连接了意识与无意识、远古与当下、物质与精神。沙子唤醒了人们的深层记忆，而通过沙子塑造的意象，又把他们带回曾经的幻想、创伤以及经历之中去。沙盘中的沙子加入水后变得如同土地，正如大地母亲一般，承载着我们的情绪以及身体的感受。

三、水

水在沙盘游戏疗法中占据着突出的位置。作为无意识或者是未展现事物的代表，沙盘的水蓝色底部容纳、支撑着沙盘中的内容。在现实生活中，我们所能意识到的一切存在或呈现出来的事物，都是来自无意识或未显现的那些内容。沙盘游戏也正以这种方式反映了物质世界的根本构成（特纳，2016）。

（一）水的特性

沙盘中有两种水。首先是现实层面的水，来访者可以往沙盘里注水，或者在创作沙盘作品的过程中，用水来清洁沙具。其次则是我们在前面章节中提到过的——沙盘的四周和底部被漆成蓝色，也即大海或者天空的颜色。当蓝色部分被视为大海、湖泊等时，就出现了水的元素。许多来访者第一次进行这样的操作时——当他们看见从双手指尖慢慢扩散开来的蓝色时——往往都会感到惊喜。同时，这一举动也象征着来访者的自我放松了对现实的把控，触及了无意识中那些较深层的心灵内容。

对于作为象征层面的水，我们可以更进一步来探讨一下其特性及含义。古希腊哲学家赫拉克利特说：水是万物的本原（everything is made of water）。这是较为朴素的本体论观点，认为世界万物都是由水生成的。水是生命之源，可以流动，滋养万物。水对于人类的生存具有重要的意义，人体内的水分约占人体重的 70%。水在维持人的生命、促进人体的新陈代谢方面也起着主要作用。水本身有液态、气态和固态三种形态，可以相互转化，人的情绪与心理状态之间的转化亦可用水的这种物理属性进行很好的物质化表达。

水虽然本身是无形的，却拥有极大的能量。水能随着时间冲刷、渗穿、重塑物体的表面，正所谓"滴水穿石"。从象征的层面来看，沙盘游戏中加入的水，或许可以"溶解"那坚如磐石的情结。荀子在剖析君民关系时，用"舟"比喻君王，用"水"比喻臣民，"水则载舟，水则覆舟"《荀子·王制》。水可以流动，使生物得以生长，使大地湿润；水可以用来洗涤物品、溶解东西，也可以再生。水通常代表着无意识和情绪，被喻为女性主义、生殖力和生命的基础（博伊科，古德温，2006）。

（二）水的寓意：承载、至善、川流不息

在中国文化中，水常被用来比喻人的高尚品格。《道德经》第八章中记载："上善若水。水善利万物而不争，处众人之所恶，故几于道。居善地，心善渊，与善仁，言善信，正善治，事善能，动善时。夫唯不争，故无尤。"水滋润万物从而有利于万物的生长，但它却不与万物相争，总是汇聚在人们厌恶的低洼之地，洁身自好，因此这样的品格才最接近"道"，能达到美好境界。

沙盘游戏创始人朵拉·卡尔夫曾引用坎卦内容，表述她对心灵的理解：

> 心理发展的过程就像流动的水。《易经》中这样说道："坎：习坎，有孚，维心亨，行有尚。"《象》曰："习坎，重险也。水

流而不盈。行险而不失其信。维心亨，乃以刚中也。行有尚，往有功也。"就是说：水不停地流动，它所到之处，必会遍满所有角落。它不惧怕危险，不会在深渊前掉转回头。什么也不会改变它的本性。在所有的处境中它都忠实于自己。如果人在艰难处境中也能坚持真诚，那么他的内心必会穿越困境。如果在任何处境下，我们仍是自己内在的主人，那么自然地，由内而外的行为也必会达成目标。（卡尔夫，2015）

《荀子·宥坐》中也有相似的说法："孔子观于东流之水。子贡问于孔子曰：'君子之所以见大水必观焉者，是何？'孔子曰：'夫水遍与诸生而无为也，似德。其流也埤下，裾拘必循其理，似义。其洸洸乎不漏尽，似道。若有决行之，其应佚若声响，其赴百仞之谷不惧，似勇。主量必平，似法。盈不求概，似正。淖约微达，似察。以出以入以就鲜洁，似善化。其万折也必东，似志。是故见大水必观焉。'"孔子在这里明确了水的九种品质：因它常流不息，能滋养一切生物，好像人之有"德"；流必向下，不倒流，或方或长，遵循自然规律，好像人之有"义"；浩渺无尽，好像有"道"；流向几百丈山涧毫不畏惧，好像人之有"勇"；安放没有高低不平，好像人的自然守"法"有度；量见多少，不会隐瞒正确的观点，违心地趋附别人，好像人的身"正"；无隙不入，好像人的格物细密明"察"；取出取入，万物就此洗涤洁净，又好像善于变"化"；自西方发源必自然流向东，以东方为归宿，好像人之立"志"，坚定不移。

正因为水与人格品性有如此大的关系，我们相信，在沙盘游戏中，当有水出现时，心灵便开始运送或传递来自心灵深处的心理特质。中国古老的传说"大禹治水"也隐含了沙盘中疗愈和转化的深意：三皇五帝时期，黄河泛滥，鲧、禹父子二人受命负责治水。鲧治水治了九年，大水还是没有消退。大禹从鲧治水的失败中吸取教训，改变了"堵"的办法，对洪水进行疏导，经过十三年的治理，终于完成了治水的大业。心理分析或沙盘游戏疗法正如大禹治水，不是压抑，而是表达、疏通与转化。

沙盘游戏疗法案例与应用

据史籍记载，大禹在治水之后，还划定九州，命名山川百物。[①]心理分析亦如"治水"，其中要点便在于"命名"（naming）。"名不正则言不顺，言不顺则事不成。"命名的象征性意义以及意象化的命名，始终是心理分析和沙盘游戏技术的关键所在。

我们通常用水喻指那黑暗、幽深以及神秘的未知的无意识世界。在炼金术中，水是一种神奇的溶剂。转化是炼金术的重要主题，而水在其中扮演着关键角色。荣格曾论述道，水具有转化的魔力，水拥有着起死回生的能力，正如令奥西里斯（Osiris）起死回生。芭芭拉·特纳（2016）也曾谈道：

> 沙盘游戏中的两大基本元素——沙与水（蓝色底部），可以被看作物质世界中能量的两极。在道家文化中，将沙子视为阳，即男性特质；将水视为阴，即女性特质。二者彼此对立，相互依存。阴中有阳，阳中有阴，对立统一。在沙盘里，我们可以看到沙在水中，水在沙里。沙与水的关系从根本上反映了那一刻所呈现的心理内容的核心构成。这种关系展现出意识与无意识互动的方式。

四、沙具

沙具联结着内外世界并使之平衡，它也是来访者和治疗师之间的纽带。借助沙具，来访者可以有效地把自己的无意识部分呈现出来，尤其是那些难以用语言描述的内容。沙具也是一个重要的治愈因素，朵拉·卡尔夫（Kalff，1966/1980）曾对基本的收集构成发表过一些看法，对她的沙盘游戏室和所收集的沙具做过具体阐述。

茹思·安曼（Ammann，1998）也曾表达了对象征以及沙具象征的重视："依我个人所见，一个沙盘游戏治疗师需要接受和荣格心理分析家一样的训练。尤其重要的是要获得关于心理过程的动力性以及

[①] 《尚书·吕刑》："禹平水土，主名山川。"

象征性的丰富知识和体验。"

（一）沙具的收集与布置

沙具是沙盘游戏过程中极其重要的一部分，是治疗师至关重要的工具，甚至某种程度上可以说是治疗师的一部分。因此，虽然有成套的沙具供沙盘游戏初学者选择，但更多时候，治疗师会根据个人喜好收集具有个人风格的沙具，这些更为个性化的物件蕴含着治疗师本人内心深处的原型能量。

沙具是各种各样的微缩模具，有不同类别、不同时代的人物，有动植物、家居造型，有建筑物和宗教象征物，也有石头块、玻璃球、水晶石……沙具可以通过各种各样的方式收集：有些天然的物件可以在外出游玩的时候找到；或者可以定期去小玩具店、二手市场搜寻；收集家里小孩淘汰下来的旧玩具也不失为一个很棒的渠道；此外，社区、学校的一些跳蚤市场也是个不错的选择……总之，"你的目标是搜集到人类和地球上所有重要方面，包括集体的、个人的、种族的、文化的、历史的、精神的、生理的和情绪的等各方面的遗产"（De Domenico，1988）。

同时，还可以准备一些原材料，这样可以让治疗师和来访者用自己的双手和想象力创作属于自己的沙具。芭芭拉·拉博维茨·博伊科还鼓励来访者把对自己有意义的物件带到治疗室使用。她曾介绍过一个中国的来访者，每次做沙盘的时候都会带来一个盒子，里面装满了中国饰品、佛像、观音和传家宝等。这样的沙具既具有极其重要的个体独特性，又具有丰富的文化、宗教或原型意义。

陈列沙具的方式有很多。原则上，这些沙具应该分门别类地摆放，以方便来访者取放。

洛温菲尔德在对儿童治疗的工作中发现，最令人满意的存放沙具的方式是使用带有抽屉的小型橱柜，抽屉可以整个拉出但又不会掉下来。洛温菲尔德认为游戏时最好是在一个抽屉完全关上之后再打开另一个抽屉，这样就可以减少过度刺激的机会。而跟大多数荣格学派分析师一样，卡尔夫使用开放的架子做陈列，沙具被摆放在沿着游戏区排列的架子上，一览无余。（博伊科，古德温，2006）

沙具架的高度要保证来访者能够通过工具或梯子触及沙具，沙具架上的沙具摆放也要考虑到取放的方便性，放在低层的是会被更频繁地用到的、更方便儿童获取的沙具；放在高层的可以是更少用到的，也是更精神化、更贴近原型意义的沙具。此外，还可以准备玩沙的工具，如铲子、刷子、漏斗、筛子、勺子等，为来访者提供充分的工具挖沙、埋沙、移动沙子、为沙子塑形。总之，要保证当来访者走进沙盘游戏治疗室时，治疗室是为他准备好了的，这样可以帮助来访者进入一种特别的、专属于他的时间和空间。

（二）沙具的种类及沙盘主题

沙具涵盖的范围确实非常广，而且每个治疗师会根据自己的喜好添置不同类别的物件。虽说治疗师永远不可能为所有来访者准备好所有想要的沙具，但一些基本种类的沙具是必须齐全的。总体来说，沙具的种类包含以下几种：人物、动物、虚拟人物、虚拟动物、交通运输工具、植物/矿物、建筑物、家具装饰、原型、与阴影及死亡相关的沙具以及其他沙具。

除了每一个沙具本身所具备的象征意义，由不同沙具组合而成的场景也构成了来访者独一无二的沙盘世界。来访者通过创造可见的"沙盘世界"来展现自己的内部世界。

瑞·罗杰斯·米切尔（Rie Rogers Mitchell）和哈里特·弗里德曼（Harriet Friedman）经过研究发现，几乎每个"沙盘世界"都有各自的主题，她们提出了"沙盘游戏主题"（sandplay themes）这一概念，并对之做出了较为详细的论述（Mitchell & Friedman，2003）。她们将"沙盘世界"中的诸多主题分为两大类：一是创伤主题（themes of wounding），包括混乱、空乏、分裂、限制、忽视、隐藏、俯卧（倾倒）、受伤、威胁、妨碍等表现形式；二是治愈主题

(themes of healing)，包括联结、旅程、赋能、深入、诞生、培育、变化、神圣、趋中、整合等表现形式。

申荷永博士（2004）在自己的研究和体验的基础上，提出了"转化的主题"这一概念，为创伤主题和治愈主题搭起了一座桥梁，体现出了系列沙盘的动态趋势，并阐述了"蝴蝶""青蛙""蝉""蛇"四种主要的转化象征，发展和完善了沙盘游戏主题分析的理论。在沙盘游戏的实践中，沙盘游戏主题分析的方法不但易于理解还便于应用。

第二节 疗愈的见证者：沙盘游戏治疗师

一、基石：伦理与操守

心理治疗的伦理是极为重要的，关乎行业的健康发展，也关乎治疗师的职业生涯，当然也关乎来访者的切身利益。作为一名专业的职业心理治疗师，坚守职业伦理是至关重要的事情。弗洛伊德和荣格都强调，要做一名心理分析师，首先自己要作为病人接受分析。对于沙盘游戏治疗师来说，也是同样的道理。这样的要求不仅是为了让沙盘游戏治疗师体会来访者的感受，也是为了处理治疗师自身的问题——自我、阴影、情结等，通过自身的沙盘游戏历程，治疗师了解自己，调整自己，使自己处于相对健康的状态。

美国著名心理学家彼得·班克特（C. Peter Bankart）认为："预测治疗过程是否成功，通过检测一个变量就能做到，这个变量就是治疗师的性格，个人风格，也即'心理学风度'。在科学史上，有浩渺无边的文献都在证明着这一点。"波普和克莱恩（V. T. Pope & W. B. Kline，1999）曾在他们的心理治疗培训中呼吁：心理治疗的培训在招收学员、评估治疗专业的学生时，应考虑个性因素。可见治疗师的人格对治疗技术的运用有决定性作用，甚至可以说，健康人格本身就是疗愈性的。治疗师的健全人格能够使来访者重新内化一个温暖安全的客体。

如前所述，沙盘游戏疗法是一种极为有效的工具，但如果被误用的话，产生的负面后果也会非常严重。因此，必须有严格的规范。朵拉·卡尔夫（2007）曾开宗明义地提醒：

> 当治疗师已准备妥当时，沙盘游戏是一种极为有力与极具价值的工具，只有"强而有力"一词能够形容，强到能够产生疗愈，也强到能够造成伤害。所以我急切地警告大家，即便治疗师在其他类型的治疗模式上极具经验，但是若要使用沙盘游戏疗法，须先成为个案，在合格的沙盘游戏治疗师的协助下进行个人的沙盘游戏历程，并且接受一段相当时期的督导，否则就是不负责任的。

沙盘游戏治疗师，如同任何好的治疗师，与来访者之间的信任关系是一切疗愈和转化的前提和开端。来访者开始接受治疗时，常抱着没有人值得信任的错误信念。他们只有感受到治疗师能通过移情考验，而且值得信任，他们才会放松、安心地投入沙盘游戏。他们必须感受到不会被批评或惩罚，而且对他们的治疗会在保密的情形下进行。

因此，保护来访者的隐私是最基本的操守，也是一切有效的治疗关系的前提。在沙盘游戏历程之中，需要我们每个参与其中的专业人员有足够的自律意识，专业伦理的维护需要我们大家一起努力。在实践之中，我们需要注意以下两点。

（一）切勿在公共媒体上暴露来访者的隐私

在公开的媒体（心理访谈/综艺娱乐节目）中暴露来访者的创伤和隐私，或将来访者的沙盘照片发布在社交媒体上，此类行为没有做到对来访者隐私的保护。沙盘游戏是无意识的表达，而无意识的内容需要非常精心的呵护才能避免破坏其自身的节奏。因此，在公开的心理访谈中，治疗师需要把握来访者内心世界暴露的"度"。即便已经征得了来访者的同意，在沙盘游戏结束之后将其作品展现在社交平台上，并对内容进行"点评"，这样的做法也非常值得我们反思。娱乐有娱乐的理念，治疗有治疗的设置；如若要将二者结合，则要慎重权衡，须知保护来访者的隐私是心理治疗工作设置的首要原则。

事实上，关于对来访者隐私的保护，凯·布莱德温为我们展示了其鲜明的立场，值得我们借鉴反思：

> 我认为治疗师不应与任何和来访者有关的人谈论来访者，除非有时关系到来访者的利益，特别是儿童个案，或是来访者本身提出要求。然而，如果可能的话，治疗师应该在与其他人会面之前先与来访者谈其需要。例如儿童会要求治疗师在与其父母谈话的时候要谈什么或避免谈什么。再者如果可能的话让来访者也出席会谈。

> 与父母会谈，我最重要的角色是对其辛苦的亲职任务给予支持。除了尝试强化父母的自我外，我会鼓励他们也试着强化孩子的自我，请他们强化孩子对自己的好感，并请他们当感受到时，就向孩子表达和他在一起很快乐。然而并不需要刻意赞美儿童，赞美会造成受评价的感觉，我们只需要确认儿童对自己的好感。例如："画了这么漂亮的图画你一定觉得很棒！""赢了这场比赛你一定觉得很好！"或者只需简单地说："和你在一起真好玩！"（布莱德温，麦克寇德，2010）

（二）勿将沙盘游戏疗法神秘化

有人将沙盘作为某种神秘不可知的工具，宣称通过沙盘可以马上了解来访者的"症结"，还能对来访者的行为、未来发展进行"预测"。这种做法完全背离了沙盘游戏疗法的根本，甚至背离了心理治疗最基本的定位。向来访者说明心理治疗的基本情况，包括所采用的心理治疗的理论背景、基本的方法与技术、对于治疗与分析的基本态度等，这些都是心理治疗师（包括沙盘游戏治疗师）的义务。同时，也要向来访者提供可选择的其他心理治疗方法，让来访者做出自己的决定。故弄玄虚不仅会对来访者产生严重的误导，还会破坏人们对沙盘游戏疗法乃至心理治疗的信任。

国际精神分析学会（IPA）、国际分析心理学会（IAAP）、美国心理学会（APA）咨询心理学分会、国际沙盘游戏治疗学会（ISST）、中国心理学会，这些专业组织都有各自的专业操守或伦理守则。专业伦理是所有从事相关职业的专业人员都必须遵守的基本准则。每一个专业组织的守则都值得沙盘游戏治疗师学习参考，尤其是一些共同的守则，如"维护病人的利益""保守病人的秘密""与病人保持正常的关系"等。

二、保障：专业水平

沙盘中所表现的系列沙盘意象，营造出沙盘游戏者心灵深处意识和无意识之间的持续性对话，以及由此而激发的治愈过程和人格发展。我们将此种疗法应用于心理治疗的工作中，极为重要的是建立稳固、信任的治疗关系，营造出"自由且受保护的空间"，不仅只是使用沙子、水和沙具进行工作，而且这是一个系列的过程。我们一定要清楚地意识到：使用沙子、水和沙具这种形式来进行工作，并不意味着在使用沙盘游戏疗法。

凯·布莱德温曾撰文区分二者的区别，沙盘游戏疗法注重沙盘游戏参与者的一系列的沙盘游戏历程，而且遵循无意识的引领和节奏，治疗师必须具备专业的态度、专业的修养和专业的技术。

国际沙盘游戏治疗学会（ISST）曾做出这样的规定：要成为一名国际沙盘游戏治疗师，不仅需要经过专业的临床训练和国际认证，治疗师自身也要经历沙盘游戏治疗的长程体验，参加过 100 个小时以上的综合性沙盘游戏治疗课程，以及督导之下的临床实践，认证时也需要治疗师提交一份完整的沙盘游戏个案治疗过程的材料，"完整"意味着来访者经历了长程的治愈及转化的过程。

沙盘游戏疗法是一种深度心理学专业技术，应以来访者的利益为重，不能被滥用。实际上，要成为一名优秀的沙盘游戏治疗师，除了要掌握对人类发展、心理过程和治疗性干预的基本认识和基础知识，还必须对心灵、集体无意识的语言和原型的知识有所了解；此外，掌握身心疾病方面的知识也很有必要。

另外，进行沙盘游戏治疗很重要的一个部分就是督导，个体的或者团体的督导对治疗师来说是相当重要的，没有督导会很危险，也是对来访者不负责任。督导的目的之一是为治疗师创造一个自由且受保护的空间，扩大沙盘游戏治疗的容器。在督导过程中，治疗师和督导师分享和回顾沙盘游戏个案的材料，一起理解与来访者工作的本质和过程，治疗师会更加理解来访者的沙盘游戏工作，更加明确来访者目前所处的心灵发展阶段。督导的容器必须足够安全，让在场的治疗师和督导师能够自由讨论。经过督导之后，治疗师会发现他和来访者之间的工作往往会发生戏剧性的改变。

三、心灵：态度与修为

如果说前面提到的职业伦理、操守和专业水平是沙盘游戏治疗师可以提供疗愈的基石和保障的话，那么沙盘游戏治疗师的态度和修为则可以催化疗愈的进程。态度指的是沙盘游戏治疗师对待来访者、对待治疗关系乃至对待自身的姿态；而沙盘游戏治疗师自身的修为、修养的提高，不仅是道德伦理上的自我提升，也是作为自然人的心理态度的"功夫修炼"。

心理治疗师与来访者之间的关系是一种平等的关系，不只是治疗师在帮助或治疗来访者。来访者的自我探索与自我治愈在心理治疗过程中具有十分重要的作用。这是一种双向的效应，在强调来访者自我探索与自我治愈的同时，也包含了心理治疗师的作用。因为来访者的自我探索，需要心理治疗师这一好用的工具；来访者自身的觉醒与自我治愈，需要心理治疗师作为镜子来反映。心理治疗师是治愈的工具，或类似催化剂，他所发挥的作用是激活来访者的内在治愈潜力（李春苗 等，2005）。

此外，不止一位优秀的治疗师说过，在与来访者的关系中，不仅仅是来访者获得了所需的帮助，治疗师同样可以从对方身上学习到许多东西。

凯·布莱德温就分享过她的来访者教会她的事情：

> 第一位与我进行沙盘游戏的来访者让我学到不要催促任何人去做沙盘游戏。因为我很热切地想让她成为我的第一位成人沙盘游戏个案，我就催着她做沙盘游戏。她在沙中放入一棵树，然后在树上放了一只孤独的猴子。我问她猴子在做什么，她说"在表演"。我懂了！（布莱德温，麦克寇德，2010）

我们也因此从中学到了一个极为重要的沙盘游戏治疗操作规则：切勿催促你的来访者开始做沙盘游戏。

沙盘游戏治疗师只有不断进行自我探索，让自己趋于完善和个性化，才能更好地提高自己理解个案体验的能力。其中，治疗师自己做沙盘游戏是一个不错的选择。因为，通过经历沙盘游戏过程，治疗师不仅有效调节和强化了自己的观察力以及运用各种感官的能力，同时也培养了创造力和想象力。再者，治疗师通过沙盘游戏更能觉察自己隐藏的无意识内容，这样可以避免将自己的阴影投射到来访者身上，同时也容许治疗师和来访者或多或少地进行未过滤的心灵交换（博伊科，古德温，2006）。正如荣格所说的："竭尽你的所能学习理论。但当你感触到鲜活的灵魂奇迹时应将其置于一旁。"作为一位沙盘游戏治疗师，我们应时时刻刻提醒自己：

● 沙盘游戏疗法意在治疗，而非指向诊断。

● 沙盘游戏过程中所呈现的可能是一种痛苦和病症的表达，但更为重要的是，它展现了游戏者是如何处理这些问题的。

● 治疗师的任务是提供自由、空间、保护以及共情；相信心灵（psyche），让心灵自发地运行。

● 真正产生治愈的是沙盘游戏者在沙盘游戏过程中的体验而不是治疗师对沙盘游戏过程的干预。

● 沙盘游戏疗法作为心理分析的专业技术，一定要经过系统专业的培训，具备资格才能使用。

第三节 疗愈的核心：沙盘游戏分析氛围

对于沙盘游戏疗法之中何种因素为核心要素，学者们立场不同，观点也见仁见智。不过，大量临床实践表明，"分析氛围"（analytic atmosphere；Dieckmann，1991）为沙盘游戏疗法的核心要素之一。分析氛围无法言表且无法触及，不像沙具、沙盘、沙子和水那样可见可触，但是这种内在的氛围正如一种隐喻的空间，在此之中，沙盘游戏进程自然而然地展开，它具有决定性的作用，任何外在因素无法取代。

我们说这种分析氛围无法通过感官触及（intangible in a sensation sense），但是却能被感受（feel）。分析氛围恰似一种原型的场（an archetypal field），正如物理学中的磁场一样，虽然看不到，但是却实实在在地在发挥作用。如若我们将这种分析氛围凝聚为意象，则可以借鉴炼金术士工作过程中的一个形象：Soror Mystica（图2-3）。在炼金术士的工作中，Soror Mystica伴其左右。她通常表现为一位年轻的女性，是在找寻生命之谜答案途中的阴性因素。这也是启迪的原型，启发艺术家、音乐家和作家创作出伟大的传世之作。Soror Mystica带来的正是一种氛围，在沙盘游戏的进程中，我们可以将之称为分析氛围。

如果说沙盘是一种可见的"容器"（container）的话，那么分析氛围便是一种象征性的容器。它可以提供容纳、抱持、安全和保护的空间。无意识心理内容需要呈现，而分析氛围便可以安全地将其承载。

沙盘游戏疗法案例与应用

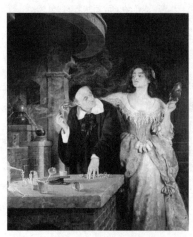

图2-3 Soror Mystica

在这一过程中，意识对理性的控制放松下来，可以获得更多来自心灵深层的信息。温尼科特如此描述这一状态：

> 假定……人们接纳现实的任务从未结束，人类无法摆脱因连接内心世界与外在现实而产生的压力感，那么缓解这一压力的方法就是让意识经历一段不被（艺术、宗教等）挑战的中间状态……这一中间状态与"沉迷"在游戏中的小孩所处的状态直接相连。（Winnicott，1958a）

这种分析氛围恰恰就是温尼科特所说的过渡性空间，或者托马斯·奥格登（Thomas H. Ogden）的分析性第三方。

既然分析氛围如此重要，那么我们该如何营造分析氛围呢？芭芭拉·特纳（2016）在《沙盘游戏疗法手册》中言简意赅地表明：治疗师的在场陪伴质量是影响治疗整体效果的关键性因素之一。埃丝特尔·温瑞卜（Weinrib，2005）认为治疗师必须与来访者一起，感同身受地共同"进入"沙盘游戏过程，"在静默中与来访者一起进入他创造的世界，这本身就可以减少令他们饱受折磨的孤立感"。简单来说就是：看见即疗愈。

由于沙盘游戏疗法探究的是心灵深处的内容，来访者的自我必须足够稳定，能够经受这一艰难的过程，因为这个过程很有可能潜藏着一定的危险。当来访者进入沙盘游戏历程中，也意味着他的自我暂时放松对现实的掌控，深入心灵的无意识领域。这个时候，治疗师可以在来访者自我结构重组的过程中提供稳定心灵能量场的作用，并且很可能还能带来疗愈所需的力量。尤其当沙盘游戏历程进入较为后期的阶段，随着探索心灵无意识的程度加深，来访者也会面临一定的动荡甚至危险，那么，治疗师对心灵、原型、阴影的了解和体验，不仅能够容纳来访者的不安，还能提供了然于心的理解和支撑，并且可以敏锐地识别出真正的危险，及时带领来访者安全躲过无意识的暴风雪。来访者在沙盘里的象征性创作一旦被见证，就会被在场的治疗师承载包容，就好像孕育着心灵的胚胎一样，逐渐进化成熟，直至有意识地出现在来访者的心灵中，即意识化。

事实上，一旦治疗关系建立起来，来访者对治疗师产生足够的信任后，无论有意识还是无意识，治疗师总会被纳入沙盘游戏的过程中。这种现象可以从来访者的沙盘作品中非常直观地体现出来，有时候是某个与治疗师相关的角色直接出现在沙盘中，有时候则是通过更为隐秘的变形得以呈现。

　　开启沙盘游戏的工作就意味着缔结了一种契约。来访者的创作及其成果是独一无二的。并且根据定义，象征的意义也是无限的。沙盘游戏治疗师并不是单纯做一些治疗室里的工作。他是积极主动地进入来访者充满象征性意味的生命之中。这种关系是持续终身的，因为在本质上与自性的约定是永恒的，它超越了时间的界限（特纳，2016）。

第三章　沙盘游戏的语言：意象及其象征

　　我们在上一章探索并了解了沙盘游戏设置中各元素的象征并由此理解其疗愈功能何以实现，本章我们将更详细地去认识沙盘游戏的语言——意象及其象征。只有学会了沙盘游戏的语言，我们才能更好地理解沙盘作品、理解来访者、理解无意识，以及理解我们的心灵。

第一节　意象与象征的重要性

一、意象与象征的文化意涵

　　"意象"一词很早就出现在我国古代典籍中。比如，刘勰的《文心雕龙·神思》中就有"窥意象而运斤"一语。意象，是在具象中呈现意义，是意和象的融合。因此，意象是具有象征性的，也就是说它可以表达意义，并且这个意义并非该物象直接的意义，换句话说，意义既在它所表达的事物上，同时该意象本身也有意义。正如歌德所说："象征将现象改造成了一种观念，观念又变成意象，这促使观念在意象中无限地活动着，并且不可捉摸。"

　　佩托茨（Agnes Petocz, 1999）在其《弗洛伊德、精神分析与象征作用》一书中，总结了广义和狭义上的五种关于象征的定义。广义上的象征定义有四：之一，将象征视为高级的范畴，如新康德学派；之二，将象征视为符号的一种，欧洲符号学的创始人索绪尔即持这一观点；之三，将象征视为间接表达的工具，如法国当代哲学家保罗·利科；之四，将象征视为不可言说物的表达工具。狭义的象征，是经典精神分析的定义：将象征视为无意识地制造的替代物。最关注的是象征过程的无意识本性，和什么内容的无意识本性被象征了。象征定义的多种多样，导致了讨论和研究上的模糊。但对于心理学与心理治疗更有意义的并不是被视为高级概念范畴或符号之一的象征（李英，王超，2004）。在法国精神分析领域，学者们则将象征厘定为："象征的表象方式，存在于在象征符号与无意识的被象征物之间的关联之中。这样一种稳定的关系不仅仅存在于同一个人身上，不仅仅存在于从一个个体到另一个个体身上，还存在于各种非常不同的领域（诸如神话、宗教、民歌、语言等）以及相互隔离的文化区域中。"（拉普朗虚，彭大历斯，2000）

二、象征在临床心理学中的研究与应用

由弗洛伊德开创的精神分析奠定了现代心理治疗的基础，它既是一门有关无意识的心理学说，又是一种治疗心理疾病的方法。精神分析学对心理学的最重大的贡献之一，就是对人类梦幻生活及其无意识过程的揭示，而对象征与象征作用的心理学的理解与运用，则成为分析师接近无意识及梦的真正意义的重要工具与途径之一（李英，王超，2004）。精神分析脱胎于神经症治疗的实践，但因其发展极为迅速，内容涵盖诸多领域，后期的精神分析逐渐超越了心理学的范畴，扩展到社会科学的各个领域，开创了一场人类思想文化运动，也极大地影响了普通人对心理学的认知印象。在这百余年的发展过程中，精神分析的理论和临床技术也得到了持续的更新和变革，衍生出不同的流派与分支。虽然这些精神分析心理学家们对象征的解读或诠释的侧重点有所不同，但都同样将其置于毋庸置疑的重要位置。我们选取了精神分析发展史上数位较为人熟知的心理学家对象征的相关研究，以此一窥象征在临床心理学中的重要作用。

（一）　西格蒙德·弗洛伊德

几乎在所有的文化当中，人类都一直致力于发现并理解梦境和无意识象征的意义。弗洛伊德作为精神分析学创始人，力求将精神分析发展成一种能够寻找到精神疾患背后真正起因的方法体系，这深刻地影响了他对象征的研究取向以及相关理论观点。在经典的弗洛伊德理论框架中，像梦、口误、遗忘、癔症、性倒错行为等无意识行为，在它们的深层之中皆存在着一些被压抑的事物（不被意识所接受的那些欲望、冲动、幻想、念头等），这些被压抑的事物需要得到认可并释放出来。弗洛伊德认为，精神分析疗愈的关键在于：在分析师的帮助下，患者得以将这些被压抑到无意识部分的东西意识化，即达到修通的目的，其原本的症状就会得到缓解或消除。所以，象征在弗洛伊德的精神分析治疗理论中扮演着极为重要的角色。

象征或符号，在弗洛伊德看来，连接着无意识内容与症状表现（或其他无意识行为）。"象征性"这一术语第一次明确地出现在弗洛伊德著作中，是他在尝试着阐述其神经症症状的"象征化理论"时，即在癔症中呈现出的象征跟在梦境中呈现的内容具有某种相似性的关联："在其他的一些（癔症）病例中，这种联系并非如此简单明了。有的病理现象和症状之间只具有一种可以称作'象征性'的关联，就像一个健康的人在做梦时形成的关联一样。例如，精神痛苦带来的神经痛，道德厌恶感带来的呕吐。我们研究过的病人几乎习惯于以最丰富的形式利用这类象征性。"（Breuer & Freud，1895/1957）

而且，象征的作用会影响到精神分析的疗效。象征机制，可以简单地理解为一件事物被用来代表另外一件具有关联或相似的事物，它在无意识内容意识化的过程中扮演着极为重要的作用。与此同时，精神分析心理治疗的核心技术之——诠释，也正是一种揭开无意识行为（或症状）与其背后的代表物之间的关联的过程。其中，象征机制之所以在这一过程中会起到有效的连接作用，是因为它们所代表的那些被压抑的事物是藏在无意识中的，也往往是不为人所知的；然而，象征物本身却是为人所熟悉的。其困难之处就在于它们与藏在无意识中的事物之间的这种关系。因此，分析师在处理象征意象时的主要工作，就是要去发现、挖掘这些关联。所以，象征机制的重要性，在于它会影响到精神分析诠释的有效性。

对于象征意义的诠释，弗洛伊德有着复杂、谨慎的看法。弗洛伊德认为，象征的意义是普遍性的，但并不是绝对的，它们在个人身上可能会表现出不同的差异（李英，王超，2004）。因此，治疗师既要分析来访者对象征的联想，也要处理他们自己对象征的解释。使用象征意义的这种普遍性与特殊性的结合，在弗洛伊德用象征对梦进行的解析中体现出来。他认为："我们可以说，梦一定是具有某种意义的，即是那种晦涩的'隐意'用来代替某种想法的过程。因此，只要我们能正确地找出某种'替代物'，即可正确地找出某种'隐意'……我认为，同样一个梦，对于不同的人、不同的关联有着不同的意义。"（弗洛伊德，2004）在《性学三论》中，弗洛伊德论及了在性倒错中的象征性问题，对其中的复杂性也表达出浓厚的研究兴趣。他认为："在其他情况下，一个对物的崇拜的替代是由象征性观念的联系所决定的，且其本人一般都没有意识到这一联系。要确切地找到这些联系所追随的路径，并不总是可能的。（同样，脚是一个古老的性象征符号，它在神话时代就已经出现。皮毛起到的拜物教的作用非常确定地与阴阜的联想有关。）然而，甚至象征性的这一类型也并不总是与幼年性经验无关。"（弗洛伊德，2015）

弗洛伊德坚持认为治疗师有责任深入地了解患者，并关注患者对梦中素材的自由联想。他认为："我在这里描叙的方法与在古代就已采用的方法的一个本质上的不同点就在于，我坚持将解释的任务交给做梦者自己。"（Freud，1900/1953）正是这种坚持，使他创立了自己对梦的象征的指南。该指南的复杂程度与他的人类发展理论密切相关。他相信，这些象征性联结深深地根植于过去的经历："通过象征与今天联结在一起的那些东西，可能在史前时期是通过概念和语言特性合为一体的。"（Freud，1900/1953）在弗洛伊德看来，如果患者的个人联想与这些解释相一致的话，治疗师就可以利用这些解释来治疗患者。

沙盘游戏疗法案例与应用

此外，弗洛伊德也拓展了关于象征的理解，将其延伸到精神病症之外的更广阔的领域中。他指出："象征并不专属于梦，而是属于无意识的想象，特别是关于人的那些象征，在民间文学、神话、传说、成语、格言和流行的趣话中比在梦中更为发达。"弗洛伊德把梦看作一种精神活动，是可以赋予其意义的。梦者不需要知道象征的普遍意义：无意识知道它的意义，是无意识把象征的意义通过梦、暗示或者口误表现出来。

（二）梅兰妮·克莱因

梅兰妮·克莱因是英国著名的儿童精神分析学家，被誉为"精神分析客体关系理论之母"。在精神分析理论研究方面，她发展了弗洛伊德儿童性欲理论，通过研究婴儿在早期母婴互动关系中的情感体验，试图描绘婴儿的内在表征世界，提出了婴儿内心世界发展过程中的"两个心理位态"学说，深化了对分析中移情的理解，并在投射性认同机制、严苛的超我、早期俄狄浦斯情结等核心理论概念上进行了开创性的工作。在精神分析临床工作方面，她坚持认为儿童具有可分析性，将精神分析的工作对象拓展到了儿童领域。关于儿童精神分析中的象征形成的观点，克莱因发展了弗洛伊德的理论，特别是象征在游戏中的重要性，强调了象征与幻想的紧密联系及其在儿童自我发展过程中的重要作用，并提出了"象征是在焦虑的刺激下动态形成发展的""象征也是主体与外在世界以及广泛现实关系的基础"这些理论观点（引自 Segal，1978）。

在儿童精神分析的理论与临床工作中，克莱因强调了象征机制在儿童分析，尤其是游戏中的重要作用。弗洛伊德（包括他的小女儿安娜·弗洛伊德）认为儿童的心理结构仍处于发展之中，尚未完善的自我部分还难以处理来自分析师的对其本能冲突的深层诠释，即其无意识没有足够的分析价值；另外，安娜认为，由于有父母这一真实客体的存在，儿童在治疗中难以发展出分析所必需的移情神经症状态。因此，在他们看来，儿童，特别是 6 岁之前的孩子，是不适合精神分析工作的，而是主要以心理教育工作为主（Anna Freud，1946）。但是克莱因却坚持认为儿童是可以被分析的。因为她发现，儿童所从事的游戏活动，跟成人分析工作中的自由联想和梦的分析技术有着共同的特征：借由游戏，儿童内心无意识的幻想机制可以把身体和心理活动联系在一起（Hinshelwood，1991）。孩子通过游戏和玩耍，以象征的方式表达他们的幻想、欲望，以及真实的经验。就像我们所熟悉的梦的语言，儿童使用了同样的语言，比如性幻想和欲望在无意识心灵中非常活跃，并表现在其行为、游戏和其他活动中。只有通过弗洛伊德教导我们的了解梦的语言的方式，我们才能完全了解儿童的语言（Klein，1932）。

从实践操作层面来看，克莱因最大的贡献是创立了儿童精神分析的经典技术——游戏治疗，并由此开创了儿童精神病的治疗和研究，扩大了精神分析的治疗范围，推动了儿童和成人的精神病理学的研究。在克莱因看来，游戏在揭示无意识幻想方面可以等同于梦的工作和自由联想技术。因此，在克莱因定义的儿童精神分析工作中，分析师需要利用一定的工具和手段来"破译"儿童内心世界中那些有价值的信息。她在治疗室中配置了很多儿童玩具，例如小猫、小狗、小鹿、小火车以及各种人物和植物玩偶，还有泥巴等各种材料。她通过研究儿童如何玩玩具即游戏的过程，尝试了解他们的内心主观世界；游戏中物品的使用提供了直接的象征表现，而游戏中所使用的物品、玩具就类似于成人生活中所使用的语言。如果象征的意义能够从游戏的行为来解释或转换为语言，行为掩盖下的焦虑就可以被揭示出来，儿童就能理解那些自己原本不能理解的、造成困扰的情感意义。

克莱因对婴幼儿及母婴的互动过程进行了长期细致的观察，并开创性地运用游戏作为治疗干预的手段，这非常类似于弗洛伊德在梦的解析方面所做的独创性工作。克莱因的工作是弗洛伊德经典驱力理论向客体关系理论过渡的桥梁，这其中不乏对婴儿内心世界象征机制的描述。她保留并发展了弗洛伊德对本能的强调，更进一步认为：本能与客体有内在的联系，驱力是表示关系的，具有朝向客体的倾向。这就改变了弗洛伊德认为驱力是散存的、无客体对象的看法。在生命之初，本能驱力就出现在一个客体关系的背景中，并被客体所调控

（St. Clair，1996）。婴儿最初所有的心理活动几乎完全通过身体的体验来调控，例如婴儿可以被喂养、被拥抱、被轻轻地安抚和触摸等；或者是被迫经受饥饿、寒冷；或者被以不舒服的姿势来对待；等等。这样一来，婴儿的身体便成了最初的象征。另外，她非常重视语言在母亲和孩子之间所起的联结作用。语言位于两个人的边界处，架起了一座彼此沟通的桥梁，也形成了治疗过程中治疗师和来访者之间的关键联结。语言并不像婴儿的想象那样是独一无二的，它们通过促进象征意义上能够持续的附属意义，来延伸出新的含义。以这种方式使用象征的能力，取决于在某个事物消失时保持该事物形象的能力。虽然很难确切地得知一个婴儿何时会具备这种能力，但它会慢慢生成并且随着婴儿经验的积累而变得日益稳固。有证据表明，仅仅出生几天的婴儿就会注意和感知到顺序的变化，这就是对缺失物体的早期记忆的证据。就像我们熟知的大人和小孩一起配合玩的躲猫猫游戏那样：一开始时，小孩对离开其视野范围内的人和物体毫无反应；逐渐地，孩子能够回去找到物品，并且期待着它将会再次出现在刚才的地方。婴儿用这种方法来应对母亲的暂时缺失，逐渐习得把母亲的恒定意象留在心里，并在母亲不在时体验到她的容纳。

克莱因的另一开创性工作就是用两极化的位态概念——"偏执分裂位态"和"抑郁位态"来描述婴儿早期经历的心理状态：婴儿的内心体验是复杂的、流动的，处于两极化的摆荡状态。令人恐惧的事物不仅与外部世界有关，也与内部世界有关，比如婴儿的自我感受：感到被威胁、被吞没，使之害怕用这些力量毁灭他人，抑或引起他人的报复。婴儿通过幻想的机制来应对焦虑及其带来的毁灭性的威胁。幻想及其所运用的象征对婴儿组织自己内心体验有着至关重要的作用。"象征形成是试图应对由它与客体关系而引起的焦虑的自我活动。它最初是由于害怕坏的客体以及害怕失去或不能得到好的客体而产生的。"（Segal，1986）如果能为内在受迫害的客体找到一个外部代表，婴儿就既会从内部烦扰中解脱出来，同时也有机会让客体再次变成"好"的客体。对婴儿来说，母亲的乳房是最有象征意义的一个部分客体（part object）。当情感被投射到乳房上时，乳房在象征意义上就成了情感的载体。它不仅代表母亲，而且是"所有好的东西、爱和安全感的象征"（Weininger，1992），包含了第一次被理解的交流体验："感受到并理解了属于包容性的乳房：乳头提供了言语的模板，它将乳房和婴儿联系在一起。"（Segal，1992）同样，最初的体验也可以包含不好的、"坏乳房"的状态。例如，当婴儿饥肠辘辘而没有及时得到喂养和安抚时，婴儿体验到的是被迫害和伴随的痛苦烦恼。这种"坏乳房"便是生命中那些令人痛苦的、充满敌意的、迫害性意象的象征。婴儿对于这个"坏乳房"会有拒绝或攻击的反应。比如当母亲尝试哺乳时，他可能会转头拒绝，或是用力咬。假如母亲能够忍受这些来自婴儿的敌意和攻击，重新为其提供一次好的哺乳体验，乳房就再度成为好客体，带有充满爱的情感体验。此时婴儿就放心了，乳房尽管可恨，但没有毁坏好的东西。西格尔（Segal，1986）称这些为"象征意义上的平衡"，象征在此处所指的是事物本身而不是事物的一个替代。

在克莱因的理论中，偏执-分裂阶段的下一个发展阶段是抑郁的位态，这也是标志着心理发育成熟的状态。能够发展到这一位态的儿童或成人具有了"整合"的完整体验，即他们的内心之中，乳房不仅仅被体验为"完全好的"或者是"完全坏的"，妈妈这个客体也不仅仅用"好"或者"坏"来简单地归类，外在的客体可以同时兼具着"好"的部分和"坏"的部分、"满足的"部分和"不满足的"部分、"接受的"部分和"拒绝的"部分等等这些矛盾、对立的特征。这样一来，儿童就发展出了一种内在整合的心理功能，这是对外在现实世界更为复杂的理解和认同，也是在更高层面即象征层面的一种整合。克莱因同时还认为，并不是所有的个体的心理水平都可以发展到这一位态，有些人或许终生只能停留在"偏执-分裂"的状态中。所以，"整合"的位态需要经历复杂的心理发展过程。另外，这一发展过程主要是发生在早期的内在幻想世界，这也就要求充分运用象征的功能。因为象征即是在不同但是具有相似性的东西之间建立联系和替代，也就蕴含着对内在幻想世界与外在客观事件之间相似性与共同性的联系和替代。克莱因（Klein，1930/1988）强调了象征最初是如何出现的，又是如何变成自我发展的不可分割的一部分的。当象征将个体带入非我的世界并帮助他们投身其中时，他在处理焦虑的同时，也建立起了好奇心："象征主义不仅成为所有幻想和升华的基础，而且，远不止于此，它是主体与外部世界关系的基础，也是主体与一般意义上说的现实的关系基础。"

在克莱因看来，运用象征的能力对成人世界的生活至关重要：通过学习由一件事物代表另一件事物的能力，婴儿获得了生存及发展所必需的智慧。借由这种智慧，能量得以从一个"领域"转移到另一个"领域"。音乐家、文学家、导演、画家等艺术工作者们，运用自身的智慧来表达自己的情感。因此，艺术创作从来都不是某个意象或图形的刻板复制，其中包含了该意象对于这位艺术家独一无二的意义。"具有创造力的艺术家们会充分地利用象征。象征在表达爱和恨、毁灭和再生、生和死本能的冲突方面运用得越多，它们就越接近普遍形式。"这里，克莱因提出了一个跟荣格类似的观点：我们可以在外部世界发现那些集体、普遍、深层无意识的人类主题或经验的表现形式。她补充道："艺术家在完全受内心所经历的情感和幻想驱使而创作时，浓缩了婴儿时期的各种象征符号。"（Klein，1963/1984）假如没有象征，我们的内心世界就只能处在原始状态而无法与外界沟通，独自承受那些无法释放的情绪、情感和威胁。而这些内在体验经由象征（诸如梦、思考、游戏或语言的方式）被表达出来，便在外部世界找到了一个位置，变成了可以与人分担的东西，因而也就拥有了改变的可能。在这个层面上，我们可以说：象征让世界变得有意义。

（三）唐纳德·温尼科特

唐纳德·温尼科特是英国客体关系理论独立学派（独立于克莱因学派和安娜·弗洛伊德学派）的杰出代表。他的早期情绪成熟理论建立在其大量的临床案例基础上，其儿童精神分析学在精神分析学界很有影响力，甚至引起了客体关系理论的转向。

在追随克莱因之后，温尼科特越来越转向自己独创性的思想领域。与疾病症状相比，他的研究更专注于个体的主观体验的质量。他认为：象征化对建立内在世界的暂时自我感是必需的。人际关系依赖于象征表现能力来建立最基本的自我和非我的感觉。相对于克莱因所提到的婴儿内部幻想的"好乳房"或"好母亲"，温尼科特更强调真实的母亲，"一个真实的母亲对婴儿所做的最好的事情就是足够敏感"（Winnicott，1953）。弗洛伊德和克莱因认为婴儿是在力比多或是死本能的驱力下所做的事情，在温尼科特看来，实际上是后天的养育环境的失败导致的。他认为不专注的或心不在焉的妈妈是婴儿持续成长过程的破坏者。"从来不存在单独的婴儿这回事"（There is no such thing as a baby；Winnicott，1964），"如果母亲不能充分、及时地适应婴儿的需要，如果婴儿的要求是对他自己需要的早熟的适应，那么真实感将不复存在，而会出现一个虚假自体来掩饰真实自体、来服从命令、来对刺激做出反应"（Winnicott，1958b）。在母亲消失并期望她回来时，婴儿能够把母亲的形象留在心里，这时就建立了暂时的自我感。这一点在婴儿非常喜欢玩的"抛物游戏"中可以形象地看到。在这个游戏中，物品可以被拿走，然后再重新出现。随着对物品在离开自己视野后仍然继续存在的信心的增强，婴儿对物品将重新出现的期望也提高了。另外，象征表现还提高了婴儿独处的能力。这种能力是和母亲在一起时，或和能代表母亲的事物如小床、婴儿车等在一起的期间发展起来的。"独处的能力依赖于个体的心理世界中有一个好的客体的存在。"（Winnicott，1958a）

过渡客体或过渡空间（transitional object or space）是温尼科特独创性术语中流传最广的概念之一，表述了一个在内心世界和外部世界、自我和他人之间空间的发展中"非我亦非他"的中间领域。安娜·弗洛伊德认为："'过渡客体'征服了整个分析世界。"（引自Rodman，2003）从对母婴互动的观察中，温尼科特发现，客体是母亲乳房的替代物。它既不是内部主观对象，也不仅仅是外部对象，它存在于一个中间领域，既有客体的外在现实（母亲的乳房），又有儿童自己的主观性。过渡客体可以是一件柔软的小毛毯、旧衣服，也可以是一个小枕头、小玩具，只要它能让婴儿感受到母亲的气味或提供与母亲安抚相关的特征。过渡客体能缓冲儿童因体验到主观全能世界

沙盘游戏疗法案例与应用

与客观现实之间的不同而产生的心理落差所带来的焦虑。过渡体验则涵盖了更广阔的领域，它可能是婴儿对自己发出的咿呀声、含混不清的嘟哝、怪癖或者自己身体的一部分（如大拇指）的感知。通过咿呀声、嘟哝、怪癖或者抚弄自己的身体等方式使睡觉时获得舒适感或者抵抗焦虑与孤独（郗浩丽，2006），这是象征形成的开端，是可能在一个安全的环境中产生的非自我的部分客体。对象征的需要并没有因为年龄的增长而离开成人的生活和沟通，而是继续保持为成人生活和沟通的创造性部分。另外，过渡体验构成受保护的空间，为个体的创造性自我提供活动及游戏的空间，这也是产生艺术和文化的那部分空间体验。完全生活在主观幻想中的个体是自我封闭的、与现实脱离的；而百分百生活在客观现实中，过早被剥夺主观全能感体验的个体，又是在肤浅地适应生活，是缺乏激情和创造力的。

温尼科特（Winnicott，1960）曾经举了一个7岁男孩的例子。这个孩子通过绳子反映了他对母亲的分离焦虑：他把绳子绕在桌椅上，把它们相互系在一起。当他可以把他的焦虑用语言表达出来时，他就不再需要绳子了，而是用语言——象征来代替。这时，他就能用语言来反应，他的恐惧就能被改变。治疗就是一个场域，在这个场域中，改变时刻都在发生，从行为、非言语沟通方式或梦到语言沟通，从无意识到意识（巴顿，威廉姆斯，2008）。

三、象征在心理分析和沙盘游戏中的重要性

"荣格对象征化过程进行了长期深入的钻研。在这个专题上他比其他任何心理学家都有更多的著述和研究，他的十八卷文集中有五卷是专门研究宗教和炼金术中的象征的。实际上他的全部著作中也都频繁地讨论到这一问题。"（霍尔，诺德贝，1987）荣格虽然也赞同弗洛伊德主张的梦是我们在现实中受到压抑的愿望的反映，但他认为每个梦都代表做梦者过去的欲望，它也预指未来，并且具有指出做梦者目标与目的的功能。因此，在其创立的分析心理学中，象征虽然可能也是平常的词语或者形象，但它们被运用于某个不明显的事物，某些常

常不为人们所完全知道或了解的事物。

象征可以在意识中产生，也可以在无意识，比如梦中产生。它们既可以是个体的，也可以是集体的。在梦中，我们的无意识会自己创造象征，这些原材料可能来自记忆，也可能源自无意识自身复杂而神秘的密码。自从精神分析成为探索并置于心灵的主流之一，梦的意象就一直得以使用。

> 每一种将象征符号解释为对某个已知事物的一个类比或简称的观点是记号语言的做法。把象征符号解释为对某个知之甚少的事物的最好、最可能的简洁表现才是象征。由于对这一事物知之较少，因而无法更清楚地用其他方式把其特征表达出来。把象征符号解释为对某个已知事物进行刻意的解释或变形的观点是寓言。（Jung，1928）

虽然荣格也赞同弗洛伊德所主张的梦是我们在现实中受到压抑的愿望的反映，但对他来说，梦具有更重要的独特品质：它是无意识的表现。在他眼里，梦不需要通过运用象征作为一个编码系统来进行破译，梦已经完美地形成了对无意识生活的一个表达，可以真实地揭示做梦者自己所不了解的自己。在荣格看来，无意识是意识的向导、朋友和顾问，它通过梦与我们的意识进行交流，所使用的语言则是象征。我们应该学会倾听来自无意识的声音，并以此为根据来修正我们的意识。

在对象征（梦）的工作上，荣格所采用的方法有别于弗洛伊德等经典精神分析学家的"还原简化"式的释梦法，转而使用他在《转化的象征》中所提到的"扩充法"（amplification）："这种研究方法要求分析师本人就某一特殊的语言要素或语言意象，尽可能多地搜集有关的知识。这些知识可以来自种种不同的渠道：分析师本人的经验和知识；产生这一意象的人自己所做的提示和联想；历史资料和考证；人类学和考古学的发现；文学、艺术、神话、宗教；等等。"（霍尔，诺德贝，1987）"但如果我们要正确地站在来访者的角度观察事物，我们需要了解他们的过去和现在。这就是为什么了解神话和象征是至关重要的。"(Jung，1939/1977b）希尔曼（James Hillman）用采矿来进行类比，描述语言和象征的运用。采矿在现代技术发展起来之前就已经开始了，就像解析梦和意象的工作，在现代心理学诞生之前就已存在，但"对深度挖掘有帮助的只是一对适应黑暗的眼睛"（巴顿，威廉姆斯，2008）。

"荣格对象征的理论解释超出了象征一词的原来含义，在他看来，象征不仅仅是一种伪装，同时也是原始本能驱力的转化。这些象征试图把人的本能能量引导到文化价值和精神价值中去。"（霍尔，诺德贝，1987）有生命的象征代表了一种主导的无意识元素，这种元素的作用范围越广，象征一般就越是有效，因为每个灵魂都会在象征的作用下发生共鸣。一些专门的宗教象征可以引起广泛的共鸣，比如东方宗教中的金花象征、佛教徒的轮盘象征，以及曼荼罗作为整体性的象征（李英，王超，2004）。

尤为值得一提的是，荣格并没有寻求让象征把自己带到其他领域，而是直接进入象征并发现其转化能力。"荣格坚持认为：人类的历史就是不断地寻找更好的象征，即能够充分地在意识中实现其原型的象征。他之所以对炼金术象征特别感兴趣，就是因为他从中看见一种想把人的天性中各个方面结合起来，把彼此对立的力量锻造成一个统一体的愿望和努力。"（霍尔，诺德贝，1987）他认为象征具有超越功能和整合作用，能使彼此对立、相互冲突的心理内容处于有机统一的状态。一如他在晚年所说："人类与象征共存，尽管人类没有意识到，但象征的意义却使人类的生活生机盎然。"（荣格，1988）因此象征的主要意义在于：通过激发生命唤起想象，创造出更为新颖、更具韵味、更富吸引力的境界，并因此把人带入意义更加充实、内容更加丰富的存在。个体的"自性化"和精神整合无论如何都离不开象征的发现和创造。

沙盘游戏疗法建立在荣格的分析心理学基础之上，借鉴了荣格及分析心理学对象征的理解。沙盘游戏使心灵更深层面的部分得以自然呈现，并且在安全、有效的空间里进行工作。沙盘游戏中的象征工作可以帮助我们发现这一内在历程的语言，使之变得更加清晰。沙盘游戏是一个体验历程，让个体的心灵建构可以围绕着无意识材料进行。

沙盘游戏原本就是一种象征材料的媒介。将模糊弥散的感受转化为清晰的意识状态，意象在中间发挥着重要的"桥梁"作用。象征是沙盘游戏治疗师最普遍的指引，然而它们却很难被完全了解。象征是动态而非静止的，象征代表的意义因情景而异。沙盘游戏中对象之象征意义随着摆放在不同位置及被不同对象所环绕而改变，如同变色龙的颜色随着所处环境不同而改变一样。

沙盘游戏中的象征工作有点像梦的工作，只不过，象征并未完全贮藏在我们的无意识之中。它们（沙具）在我们之外，准备着被我们挑选。然而，假如我们允许无意识情感状态来选择象征的物件并对其进行摆放、移动，它就能表达自己。在沙盘游戏历程中，通过"凝聚"作用，这种弥漫的感受具体化为清晰可辨的意象。通过对意象的体认、体会、体验、体现和体悟，原来没有意识到的感受给个体带来困扰，个体通过意象逐步意识到这些感受。在此过程中，个体如果能够以一种接纳的态度对待原来的困扰，那么意象的这种"具体化"（embodied）就会起到转化的作用，发挥治疗的效果。

沙盘游戏的象征内容是广阔无垠的。我们或许无法知晓和理解这一过程中所发生的一切。它需要的是我们对它本身以及沙盘作品所传递的信息保持开放性态度。正如朵拉·卡尔夫所说的："我们没必要理解沙盘里所发生的一切。但我们必须要做的是，要投入准备理解这一切的过程中去。"

第二节　意象与象征的分析：以麒麟为例

一、西方的独角兽

独角兽（来自拉丁文 unus［意为"一"］和 cornu［意为"角"］）

是一种神话生物。尽管现代独角兽的流行意象有时是一匹马，只是其额头上多了一只角（见图3-1、图3-2），但传统的独角兽并不是一个单一的、定义明确的实体，而是一个具有多种变化的神话般的存在，例如单角马、驴、鱼、龙、圣甲虫等。因此，荣格说："严格来说，我们更关注单角的主题。"（Jung，1953/1977c）

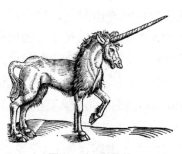

图3-1　独角兽

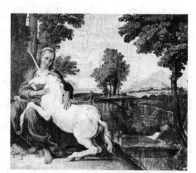

图3-2　多米尼科·赞皮埃里
（Domenico Zampieri）的《少女与独角兽》

据说独角兽的角具有使有毒的水可饮用并治愈疾病的能力。其中包含了独角兽的精髓，即力量、健康和生命的恩赐者。炼金术士将同样的品质归功于他们的石头，称其为" carbuncle"。传说这块石头是在独角兽的角下被发现的（Jung，1953/1977c）。这样看来，独角兽与治愈或治愈者有关联。

同样，作为活力和力量象征的角具有男性特征，可以作为带来伤害的武器。荣格（Jung，1953/1977c）引用了《米德拉什》中一段关于独角兽与狮子战斗的描述：当独角兽看到狮子时，它将狮子撞到树上，而独角兽想杀死狮子。但是狮子从它的位置上移开了，独角兽将角撞在树上。角刺入树的深处以至于无法再次拔出它，然后狮子来了，杀死了独角兽……这表明独角兽是非常强大和具有侵略性的。

因此，独角兽具有积极和负面的内涵，既能够治愈又能造成伤害。这种双重性质将独角兽与墨丘利（Mercurius，亦作水银）联系在一起。墨丘利被认为是一个矛盾的双重存在（Jung，1953/1977c），是一种"转化物质"（Jung，1953/1977c）。荣格（Jung，1948/1968）

认为"墨丘利"必须具有本质上反律法论（antinomian）的双重性质，其主要特征是双重性。墨丘利是由"两种性质"或"两种物质"组成的"两条龙"（双胞胎）。荣格说，墨丘利的两种物质被认为是不同的，有时甚至是对立的。在中世纪和文艺复兴时期，独角兽通常被描述为极具野性的林地生物，象征着耶和华的愤怒情绪。"就像这只易怒的野兽一样，他使世界陷入混乱，只能在纯真处女的圈中被爱。"（Jung，1938/1970e）荣格将独角兽视为墨丘利神的象征。他引用了里普利（George Ripley）的一段话："但是那只绿色的狮子在他的腿上躺着，鲜血从他身旁流了出来。"荣格相信，这头绿色的狮子已经代替了这里的独角兽。然后他继续说："处女代表了他被动、女性化的一面，而独角兽或狮子则表现出了 spiritus mercurialis（精灵墨丘利，巨龙）的狂野、狂暴、阳刚和穿透力。"（Jung，1953/1977c）

荣格（Jung，1953/1977c）也讨论了寓言、诺斯替教、《吠陀经》和犹太传统中的独角兽。他还谈到了中国的独角兽，但在那里他把麒麟当作独角兽。

童书作家玛丽安娜·迈耶（Marianna Mayer）注意到："独角兽是唯一一个并非出于人类恐惧而构思出的神话般的野兽。即使在最早的文献中，它也是凶猛而善良、无私而孤独、神秘而美丽的。只有用不正当的手段才能抓住它，据说它的独角可以中和毒药。"迈耶形容的独角兽是优雅、治愈和美丽的象征，在某种程度上与中国的麒麟十分类似。但是麒麟有它自己的特性和传说。以下将在中国文化情境中讨论一下麒麟。

二、 麒麟——中国神兽

麒麟（见图 3-3），有时被称为"中国的独角兽"，雄性称麒，雌性称麟，与凤、龟、龙共称为"四灵"。[①] 麒麟被称为圣兽王。[②] 古人

---

① 《礼记·礼运》："山出器车，河出马图，凤凰麒麟皆在郊棷。"又："麟凤龟龙，谓之四灵。"

② 《大戴礼记·易本命》："有毛之虫三百六十，而麒麟为之长。"

视之为神兽、仁兽①，期望它带来丰年、福禄、长寿与美好。从其外部形状上看，鹿身，牛尾，马蹄（史籍中有说为"狼蹄"），鱼鳞，一角，角端有肉，黄色。按照鄂伦春族、鄂温克族等民族的传统，萨满经常以鹿的形象出现。此外，鹿在传说中象征着长寿。在《易经》中，马象征天，意味着充满活力；牛通常在仪式中用作祭品，代表着勤奋和韧性，能给人类带来财富；鱼的中文发音为"yu"，意味着生活中的富足和幸福。麒麟的出现，被认为是圣王之"嘉瑞"。②

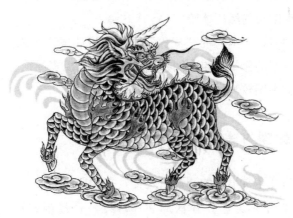

图 3 - 3　麒麟

麒麟是按中国人的思维方式复合构思所创造的动物。这种造型是将许多实有动物肢解后的新合拼体，很多备受人们珍爱的动物所具备的优点集中在了麒麟这一幻想中的神兽的建构上，充分体现了中国人的"集美"思想（所有好的特性都集结在一件事物中）。这体现了人性中"追求好运"的愿望。"好运"带来的不仅是利润或利益，还包括造福人类的一切。

现实中没有完美的动物，但是中国人创造了没有任何缺陷的假想

① 汉许慎《说文解字·鹿部》："麟：仁兽也。"段玉裁《说文解字注》引何休注云："状如麕，一角而戴肉，设武备而不为害，所以为仁也。"
② 晋征南大将军兼史学家杜预撰写的《春秋左传集解》一书云："麟者仁兽，圣王之嘉瑞也。"

动物，例如龙、凤凰和麒麟。麒麟的形象也代表了中国人的心理事实：人们喜欢事物美好的一面，却讨厌事物的邪恶、不幸和黑暗的一面。人们追求光，同时拒绝阴影（对自身的不可接受或"邪恶"部分的认识）。但这只是个美好的愿望。阴影是不可避免的。即便我们不喜欢阴影，它仍然存在。如果我们不能面对阴影，就不能成为一个完整的人。正如霍勒（Hoeller, 1982）所说："心灵必须让自己经历黑暗、恐怖和疏离，尽管这些经历体验伴随着痛苦。自性化的历程本身蕴含着直面阴影的经历体验。"

与此同时，中国人的"集美"思想也可能成为个人的压力来源。想要越来越好的愿望会使人们感到焦虑，甚至沮丧或绝望。这或许也是强迫症在中国较为常见的一个原因。

三、麒麟与儒家文化

麒麟与孔子有很深的渊源。相传，孔子遇麟而生，又见麟死。他修订的两部经典著作《春秋》和《诗经》是我国古籍中最早记载"麟"的著作（梅显懋，1991）（如图3-4所示）。

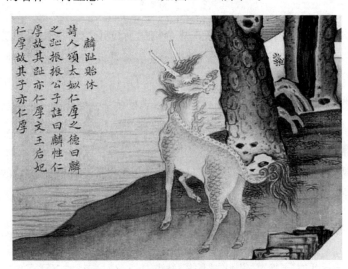

图3-4　《诗经·周南·麟之趾》

（一）麟吐玉书

《拾遗记》里说："夫子未生时，有麟吐玉书于阙里人家。"就是说在孔子诞生之前，麒麟出现，嘴里吐出一块方帛，上面写着"水精之子孙，衰周而素王"，意谓孔子有帝王之德而未居其位，堪称"素王"，第二天圣人孔子便诞生了。至今，在文庙、学宫中还以"麟吐玉书"为装饰（见图3-5），以示祥瑞降临，圣贤诞生。以后民间普遍认为，求拜麒麟可以生育得子。民间木版画"麒麟送子图"常刻有"天上麒麟儿，地上状元郎"的对联，以此为祈子佳兆。南北朝时，对聪颖可爱的孩子，常呼为"麒麟儿""麟儿"之美称。唐杜甫《徐卿二子歌》："君不见，徐卿二子生绝奇，感应吉梦相追随。孔子释氏亲抱送，并是天上麒麟儿。"后来以"麟子凤雏"比喻高贵子孙。麒麟具有"不履生虫，不折生草"（《广雅·释兽》），"步中规矩，择土而践"（《说苑》），"不入陷阱，不罹网罟"（西凉武昭王《麒麟颂》）的行止，故以"麟趾"比喻高贵的行迹，后引申为有仁德、有才智的贤人，以"麟趾呈祥"祝颂生育仁厚的后代。《诗经·周南·麟之趾》曰："麟之趾，振振公子。"郑玄笺："喻今公子亦信厚，与礼相应，有似于麟。"晋陆云《答孙显世》诗："志拟龙潜，德配麟趾。"

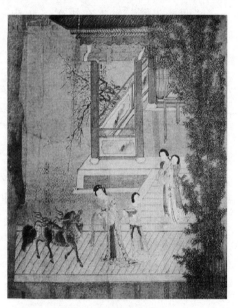

图3-5　麟吐玉书

（二）西狩获麟

"西狩获麟"发生在春秋末期鲁国西境大野泽地。其有文字记载的历史，首先见于《左传·哀公十四年》："十有四年，春，西狩获麟。"《东周列国志》载："鲁哀公狩于大野，叔孙氏家臣锄商获一兽，麋身牛尾，其角有肉，怪而杀之。孔子观之：'此麟也！'视其角，赤绂犹在，识其为颜母昔日所系，叹曰："吾道其终穷矣！"使弟子取而埋之。"《史记·孔子世家》载："鲁哀公十四年春，狩大野。叔孙氏车子锄商获兽，以为不祥。仲尼视之，曰：'麟也。'取之。"《孔子家语·辨物》载："叔孙氏之车士曰子锄商，采薪于大野，获麟焉；折其前左足，载以归，叔孙以为不祥，弃之于郭外，使人告孔子曰：'有麋而角者，何也？'孔子往观之，曰：'麟也，胡为来哉？胡为来哉？'反袂拭面，涕泣沾衿。叔孙闻之，然后取之。子贡问曰：'夫子何泣尔？'孔子曰：'麟之至，为明王也，出非其时而见害，吾是以伤焉。'"

"西狩获麟"发生在周敬王庚申三十九年（春秋鲁哀公十四年，即公元前481年），而孔子的《春秋》一书，也恰恰在这一年脱稿，这时孔子已七十一岁，从此不再著书，世称"麟止"。后人也把著作绝笔称为"麟止"或"获麟"，《春秋》因此又称"麟史""麟经"。孔子获麟绝笔，感麟而忧是个重要原因。孔子遇麟而生，又见麟死，他认为是个不祥之兆，立即挥笔为麒麟写下了挽歌："唐虞世兮麟凤游，今非其时来何求，麟兮麟兮我心忧。"（《孔丛子·记问》）由于孔子感麟而忧，再加上他唯一的爱子孔鲤的早逝，他难过极了，绝笔二年后，于鲁哀公十六年（前479年）与世长辞。孔子死后，获麟绝笔的故事广为流传。唐代诗人李白《古风》中就有"希圣如有立，绝笔于获麟"的诗句。

后来，人们为了纪念"西狩获麟"的故事，在埋葬麒麟的地方建筑了麒麟台，亦名获麟台、获麟冢。

（三）麒麟的传承与儒家思想

麒麟虽然有侵略性的外表，但气质温和，被称为神圣仁爱的动物。麒麟具有君子的高贵特色，符合春秋末期由伟大的哲学家和教育家孔子创立的儒家的道德规范和风格。儒家思想的核心是"仁"。在

沙盘游戏疗法案例与应用

《论语》中，"仁"一词出现了一百多次，这表明"仁"在儒家思想中起着非常重要的作用。"仁"可以看作儒家伦理学的根本和最高原则，其目的是"爱"，"己所不欲，勿施于人"（《论语·颜渊》）。颜回和孔子之间有这样一场对话。颜回问"仁"是什么。孔子回答说："克己复礼为仁。一日克己复礼，天下归仁焉。为仁由己，而由人乎哉?"（《论语·颜渊》）也就是说，要注意克制自己，克服不良的习惯，实际上就是我们今天常说的"自律"。"自律"是个人实践的一条光明的道路。

仁爱的动物麒麟与儒家的准则有着紧密的联系。麒麟举止优雅而高贵：拥有强有力的脚，但从未踩过活物，额头有角却从未刺伤他人。麒麟具有"自律"的特性。它的高尚举止代表了孔子的仁爱。儒家思想认为仁爱能造就一个人。麒麟的特性展现出了对儒家伦理的追求。

在某种程度上，"克己复礼"意味着压抑，它类似于麒麟的"自律"。两者都与阴影的抑制有关。这部分内容将在后面进行详细讨论。

对于沙盘游戏治疗师而言，麒麟的品性能带来诸多启迪。我们应该学习麒麟的高尚举止和仁慈。有了慈悲之心，我们可以建立分析的氛围，并尝试帮助来访者发展和治愈（Cai & Shen, 2010）。我们相信爱是治愈的最重要因素之一。因为有爱，我们才能用心去打动别人，从心里去回应；因为有爱，我们可以诚实、真诚、体贴和友善；因为有爱，我们可以保护并长时间陪伴来访者；因为有爱，我们可以更好地理解"慈悲"，并激发来访者内心的转变潜力。汉字"爱"的结构生动地表达了这一含义（见图3-6）。"爱"的古字形有四个部分：顶部是一只雏鸟孵卵的形式；下面是巢的样式，代表保护；心在鸟巢里；下半部分代表两只手，意味着我们在友谊中相互支持。因此，我们的工作遵循爱与心的意象。

我们也知道，仅仅有仁爱是不够的。就像亚历山大·艾斯特怀森（Alexander Esterhuyzen）所描述的那样："善良和在错误的时间或错

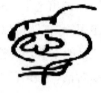

图 3-6　汉字 "爱"

误的形式上提供帮助将使来访者保持婴儿的状态，他们将始终是依赖和服从的，但永远不会成长或自性化。"因此，我们还应该了解和探索自己和来访者的阴影部分。我们应该思考如何逐步处理阴影的问题。正如荣格（Jung，1959/1970f）所描述的，让一个人面对其阴影就要向他显现自己光明的一面。在观察并体验到诸多对立之后，一个人可以看到并理解整个过程。任何同时感知阴影和光明的人都会从两个方面看到自己，从而可以执其两端而用其中。

四、麒麟——对立统一

在西方，独角兽代表着野性、狂暴、阳刚、圣灵的穿透力，它只能被处子的冰清玉洁的爱所驯服（Jung，1938/1970e）。阳刚的独角兽被纯洁的处子所驯服这一象征，类似于荣格所描述的独角兽杯（Jung，1953/1977c）。角的活力和力量象征男性角色，但同时它也是一个杯，这意味着女性特征。所以，荣格认为独角兽杯是一种"结合的象征"，表达了原型的两极性。这两者都说明独角兽本身无法成为"结合的象征"，它必须与处女或具有承载功能的杯相关联才可以。

在《荣格与向死者的七次布道》一书中，斯蒂芬·霍勒（Hoeller，1982）提道：

> 心理能量在男性和女性心灵中的运作方式是不同的。弗洛伊德，而非荣格，提出了某种心理单性模型（psychological uni-sexual model）……但是，心灵转化的真正目标是雌雄同体，而不是这种单性化。然而，这种雌雄同体，极为罕见而珍贵，只

有在最盛放的灵魂和人性中才能找到。单性化是雌雄同体的一种扭曲或者不现实的替代物，就好比一只独角的畸形山羊被夸耀成一只独角兽……雌雄同体的文化是否有实现的可能，这是最难回答的问题。这个过程无法通过政治或社会法令得以实现，只有某个特定社会中为数众多的人实现了自性化和随之而来的雌雄同体，这种文化才有可能出现……

因此，在斯蒂芬·霍勒看来，独角兽就像是中性代表。同时，我们应该注意到中国的雄性独角兽被称作"麒"，而雌性是"麟"。荣格（Jung，1953/1977c）也同样提醒我们："（麒麟）这一统称是由两种特征组合而成的。"因此，荣格认为麒麟"天生具备雌雄同体的特质"。麒麟作为凤凰和龙的结合同样出现在炼金术中。这里，龙代表着水星的最低形态，而凤凰则代表着最高形态。此外，麒麟的特质是仁慈、温柔和善良，这代表了它的阴性特质；而麒麟的强壮、长着直立的角，则代表了它的阳性特质。两者形成阴阳的另一种组合。从这个角度来说，麒麟将两极结合成一个整体，我们可以将其作为整体的象征，正如中国文化中的太极（见图 3-7）。霍勒说过："雌雄同体是心灵转化的真正目标。"也许麒麟可以帮助我们在象征层面理解这个目标。而自性化过程中，有了麒麟相伴，我们也许会少一些孤独和焦虑，多一些温暖和安全。

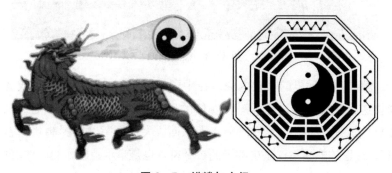

图 3-7　麒麟与太极

五、麒麟的风俗文化

在古代中国人看来，麒麟象征着幸福和吉祥、慈悲和力量，并激发人们的想象力，赋予人们希望和安慰，这体现在中国文化的许多方面。

麒麟作为吉祥物，其形象在中国古代宫廷中常被采用。史载汉武帝在未央宫建有麒麟阁，汉宣帝刘询令人画十一名功臣图像供奉在麒麟阁，以表嘉奖和向天下昭示其爱才之心。麒麟在官员朝服上也多被采用。清朝时，一品官的补子徽饰为麒麟。而现存的最著名的麒麟石刻则是位于南京的南朝陵墓石刻。许多守护神兽都是由麒麟演变而来的（见图3-8）。

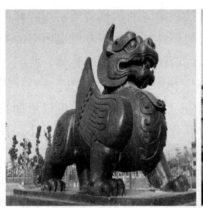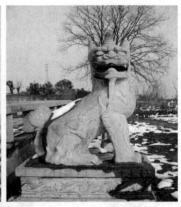

图3-8　麒麟雕像

麒麟因其深厚的文化内涵，在中国传统民俗礼仪中，被制成各种饰物送给儿童佩戴，有祈福和安佑的用意（见图3-9）。如名著《红楼梦》一书中的第三十一回和三十二回，大篇幅写"因麒麟伏白首双星"，这里的麒麟不仅是史湘云的护身符，也是暗示她婚配的一件信物。

另外在黄梅戏《女驸马》中，一对玉麒麟也见证了爱情。女主人公与男主人公受阻于女方父母的决定，女主人公交给男主人公一只玉麒麟，发誓"生生死死不变心，清风明月做见证，分开一对玉麒麟，这只麒麟交与你，这只麒麟留在身，麒麟成双人成对，三心二意天地不容"。等到双方冲破重重阻挠，有情人终成眷属，"麒麟成对人成双，并蒂花开万年红"。

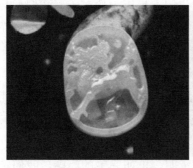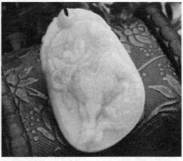

图 3 - 9　玉麒麟图

六、麒麟的阴影面

所有的事物都具有两面性。荣格（Jung，1927/1970g）曾说："我们必须像看到光明一样看到阴影。"在中国文化中，有大量跟麒麟相关的文献和材料。然而事实上，其中却很难找到麒麟的负面材料，哪怕是只言片语。麒麟作为没有缺陷的创造性意象，是完美无瑕的。因此，对于麒麟，我们的疑惑便是：它的阴影面呢？

麒麟由中国人创造出来，代表了国人的美好愿望。因此，我们是否可以由此推测，中国人拒绝或压抑了麒麟的阴影面？或许这跟中国文化存在某种程度的关联。从秦汉到明清，基本都实行中央集权制。人们希望君主是明智而仁慈的，帮助统治者或麒麟隐藏其阴影，换句话说，他们压抑了自身的阴影。但是历史真相告诉我们，我们无法回避阴影。

根据荣格（Jung，1938/1970e）的观点，阴影伴随着每一个人，当它在个体的意识层面越少得到体现时，它就越阴暗而浓密。假如自卑被意识到了，那一个人就有机会去改变。而假如它被压抑了，并且从意识中隔离开了，它就永远无法得到修正，那就有可能在某个无意识的瞬间突然爆发。有些历史事件便是这种危险的例证。

　　这种阴影属于人格的完整性：强悍之人必有弱处，智者千虑必有一失。否则，一个人就太完美而显得并不真实（Jung，1927/1970g）。麒麟太完美以至于并不真实。假如我们不想成为伪君子，我们就必须面对阴影。荣格（Jung，1957/1970h）表示，这会使我们谦逊，而谦逊则是承认我们的不完美。

　　没有阴影面的完美麒麟就类似于尼采所说的超人，蔑视怜悯，与"最丑陋之人"对抗，后者指的是普通大众。这里的阴影同样不能被看见，它必须被否认、压抑，或是扭曲成其他完全超凡的东西（Jung，1956/1970d）。

　　人们都希望自己纯洁、智慧、贤明，正如完美的麒麟。我们希望自己的孩子也是完美的，没有任何缺点，但是这会导致片面的发展。正如荣格（Jung，1946/1966）所说："（对阴影的）压抑如果不是带来停滞，就是带来片面的发展，最终都会导致神经解离。"在当代的中国，神经解离并不罕见。假如我们没有意识到这个问题，它就会愈演愈烈。荣格还说道："没有阴影面的个体会认为自己完全无害，因为他完全无视自己的阴影。而认识到自己阴影面的人则很清楚自己并非完全无害的。"

　　集体无意识是荣格至关重要的发现。荣格（Jung，1958/1970i）认为，集体无意识是"跨越地域而共有的，在每个人身上，就如同在同一个物种身上，所有的生理功能和一切本能都是相同的"。中国人创造了完美的麒麟，这可能跟集体无意识有关。同时，中国人也压抑了麒麟的阴影面，这个阴影不属于任何一个特定的中国人，而是属于每个中国人。从这个角度来说，麒麟的阴影或许就是中国人的集体阴影。

第三节　水井意象的象征意义及其在沙盘中的应用

　　水井是一种跨文化的古老存在，参与了人类文明的变迁，拥有超出现实功用的心理意义。水井的意象经常出现在我①的梦中，引发了诸多个人的联想。我曾在约翰·希尔（John Hill）主持的童话剧中扮演水井，又一次体会到与水井的意象的联结：井默默地在那里，其水不增不减，清澈深远或幽深恐怖。

通常情况下水井与女性相关，在象征层面水井是通往无意识的通道。像所有的象征一样，水井的象征同样具有积极与消极的对立两面。水井既有滋养也有吞噬，可能拥有着滋养生命之水，也可能容纳着死亡之水，经由水井既可能获得宝藏也可能深入地狱。不管怎样，水井提供了意识与无意识沟通对话的某种可能性。

为进一步理解水井的文化及心理学意义，现对其做以下探讨。

一、水井与人类文明

水井有着悠久的历史，与人类的日常生活息息相关。世界上最古老的水井位于塞浦路斯，大约建造于约一万年前。中国已发现最早的水井以方木为框，位于浙江余姚河姆渡新石器时代遗址，距今约7 000 年（见图 3－10）。水井有人工挖掘与自然形成两种形式，通常位于泉水及地下水丰盈之地，其最重要的功用是供人畜饮用及庄稼灌溉。水井使人类的文明形态发生了质的飞跃，对古代农业文明的发展具有划时代的意义。自从人们能够使用水井之后，就可以不再受限于依河而居，人们的生存地域扩展到

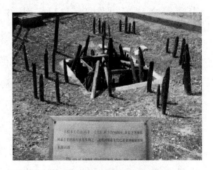

图 3－10　河姆渡遗址木框架水井

了内陆。农业生产由此蓬勃发展，同畜牧业产生了分化，形成历史上的第一次社会性大分工，相应的土地规划、村落形态、生活方式、价值观念等，也都随之发生了深刻的变化。

---

① 指本章作者之一钱永霞，下同。

水井不仅给人类文明的发展带来深远的影响，而且拥有着超出现实功用的文化意义。甲骨文中"井"的字形一直沿用至今，在篆体中，井写作"丼"。观其形，方框代表框架，其中一点代表水或水罐。水井的意象总是带给人丰富的情感体验，触动人们的内心。在中国人的思维中，水井通常与家乡有关，是家庭、文化、传统的象征。在实际生活中，水井通常位于村寨的中心，许多事情在水井的周围发生。"背井离乡"这个成语表示"背对着井，离开家乡"。《易经》第四十八卦"井卦"的卦辞有"改邑不改井"之说，意即村邑改动而水井不能迁走，用于比喻人事变动但是乡井文化却不曾改变。

二、神话和民俗中的水井：命运、女性的象征

在古人深层心理结构或集体无意识中，"井"的重要价值和意义透过神话传说和种种民俗事象呈现出来。古老的北欧神话记载：宇宙树生长在一口名字叫作乌尔德的井中。这口井并不是一个物质性的，而是存在于包含万事万物却又无形无相的心灵之中，因此这口井被称为命运之井（见图3-11）。水井也折射出生命之道与阴阳平衡的道理。命运之井是公正严明的，北欧神话中的主神奥丁以挖去自己的一只眼睛为代价，换取了智慧的井水而变得博学多才。中国浙江阴阳井的传说言说了阴阳平衡的理念。炼丹非井水莫能成，江河湖海均不灵验。葛洪炼丹井的故事记载：阳井炼金丹，阴井炼银丹，两丹合用才可以去病延寿。

水井还被比喻为女性，或者被认为由女神看守。在希伯来语里，井具有女人和妻子的意义（比德曼，2000）。在中国某些地区，如果一个人想结婚但找不到新娘，人们就说他"盼河望井"。诺伊曼认为处女是一口封闭的井，是封闭的源泉（Neumann，1955）。在很多文化中，"井神"是女性的意象。人们相信圣井是被宁芙仙女或精灵占据并看守的（Varner，2009）（见图3-12）。

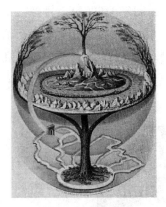

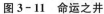

图 3-11 命运之井

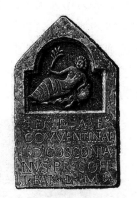

图 3-12 宁芙仙女：圣井的守护女神

三、童话故事中的井：女性的成熟与转化

在某些童话故事中，井是女性成熟与转化之地的象征。

在《霍莉妈妈》这个格林童话故事中，井是通往善变的地母领域的入口，井下是一个水量丰盈、富饶、充满鲜花和阳光的地方（Ronnberg & Martin Eds.，2010）。女孩把织布的纺锤掉到了井里，继母让她去打捞上来，她忧伤地跳到井中，却神奇地到达了霍莉妈妈的领地。她在霍莉妈妈那里度过了一段充实愉悦的时光：烘烤面包、采摘苹果、整理房间、打扫床铺……当她想念地上的家想要重回人间时，霍莉妈妈赞赏她的工作，给了她很多黄金。就像水罐深入井底再返回地面，由空乏变得丰盈，带回来了滋养生命之水；女孩进入井中再返回地面的过程中，获得了与自然母亲的联结及本能能量的滋养。当她能够把心灵的体验重新带入生活中时，她获得了自我价值感和女性身份的认同，完成了从女孩到成熟女性的成长。

约瑟夫·雅各布斯（Joseph Jacobs）在《英国童话》一书中收录了两个与水井有关的童话故事。在《井里的三个脑袋》这个故事中，女孩离开虐待她的继母去寻找自己的命运。她在森林中看到一口井，井里的三个金脑袋要求她对它们进行梳理、清洗和晾晒（见图 3-13）。她遵从了它们的要求，因此获得了这三个金脑袋给予的礼物：美丽的容貌、甜美的声音和成为伟大国王的王后（Jacobs，1890/2002）。另外一个与此主题类似的故事是《世界尽头的井》：女孩的继母给了她一个筛子，要求她到世界尽头的井中取水。在青蛙的帮助下，女孩用泥巴和苔藓堵上了筛子的洞取回了水，青蛙变成王子娶了这个姑娘（Jacobs，1890/2002）。

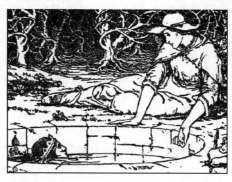

图 3-13　童话《井里的三个脑袋》插图

　　这两个童话故事都开始于继母虐待的困境。继母的虐待不一定真实地存在于现实生活中，而是一种真切的心理体验，是女性特质的发展受限于消极母亲情结的象征。井开启了女孩寻找自己命运的旅程。平静的井水像镜子一样可以照到影像，也提供了明心见性的时机。在一定程度上来说，面对井可以提高意识的觉察力，取到水则需要技巧与智慧。取到滋养之水、梳理头发、清洗晾晒都是仪式化的活动，是一种心理炼金的过程。这一过程不仅体现在生理的成熟上，也体现在心理发展成熟的过程中。

　　深入森林或走到世界的尽头意味着对无意识和内在心灵的探索，心灵的进程发生在无意识中，但是自我的意识却存在于头脑中（Neumann，1955）。井中浮现的脑袋或者王子变成的青蛙是意识化及男性气质的象征。经历和完成一些看似不可能完成的任务之后，女孩变得富于悲悯之心，更有耐心和爱心，并且获得了技巧与智慧，拥有了更好的分辨能力，获得了女性特质的发展，也获得了与王子所象征的男性面向的整合。

四、水井的积极与消极面向的象征

所有的象征都会有一个积极的意义，也会有一个消极的意义。井水可能是生命之水，也可能是死亡之水。深处的水也象征着死亡和超自然现象。

水井是神圣之地，井水具有疗愈和滋养的功能。

水井是神圣之地，"是生命的源泉，智慧与丰盛的象征"（比德曼，2000）。水井在很多文化、很多时代都被认为是神圣的，很多地方依然保留着与之相关的宗教节日或仪式，百年未变（Varner，2009）。尤卡坦半岛的玛雅人把石灰岩的竖井视为圣地。在伊斯兰教的文化中，被石头围绕的方井被尊为至福圣地的象征（檀明山 主编，2001）。圣井通常被认为拥有魔法、智慧，是通往另一个世界的源头的神圣力量。圣井中的水被认为具有丰饶的生育力和生命的本质价值（Varner，2009）。欧洲民间传说和中国文化均认为许愿井可以带来健康、幸福、和平和财富。耶稣从雅各的水井汲水，浇灌撒马利亚，那水井就是喷涌不息的活水的象征，是生命与智慧的象征（比德曼，2000）。

井水是深层的地下水，人们相信这种"深层地下水"具有神秘的力量和治疗效果，尤其能够疗愈眼疾。《本草纲目》中记载井花水可以治病，有益于人。中国北方有"除夕用柳枝覆井，新年第一天祭井"的习俗。除夕封井时把拥有强身健体、预防瘟疫等功用的药材放在井中，新年第一天对井祭拜，家人围坐共饮新打出来的井水，祈愿健康平安。

井可以给予滋养，也可以储存宝藏（比德曼，2000）。水井也可以是囚禁、吞噬之地，井水可能是死亡之水。

井的内部，是整个无意识的本能世界，黑暗且未知。井还是深渊和地狱的象征。在人们的想象中，"井使人与冥界沟通"（比德曼，2000）。圣井也是矛盾的，它也可以杀生、诅咒，是迷失的灵魂和邪恶力量的居住地（Varner，2009）。井的陷入、吞噬和恐怖的特征使其成为巫婆的居所和魔鬼妖怪的囚禁之地。中国北京、广州很多地方都有锁龙井,"把龙锁在井中治理水患"的主题是中国文化中很重要的原型意象。

废井失去了滋养、活力与创造性,清澈的水在其中变得污浊、肮脏,充满泥浆。人们可能坠入井中,或落井自杀。井也可能被污染,从古至今,有很多在井中下毒谋害邻居或杀害敌人的故事(Ronnberg & Martin Eds.,2010)。井水枯竭的空井也象征着女性的消极面,干枯和空乏的女性面不再具有给予生命和滋养的功能。

五、水井的意象在沙盘游戏中的应用

在临床工作中,我发现水井的意象经常出现在来访者的梦与沙盘中。就像考宁汉(Cunningham,1997)所说:一个特定的来访者的井可能充满疗伤之水,但是另一个来访者的井却可能是空井,第三个来访者的井可能被描述为充满了可怕的生物。对每一个来访者来说,井都有一个非常个人化的意义。

在鲁比(Ruby)的沙盘游戏过程中,井呈现出滋养与母亲意象的象征。

鲁比,33岁,已婚,有一个2岁大的女儿。她来访时有噩梦、头痛、盗汗、无力等身体症状,在多家医院就诊后无法查到生理原因,因此寻求心理治疗。鲁比在32岁时生母过世,之后她陷入了失眠与焦虑之中。鲁比是被母亲遗弃的孩子,她7岁时父母离异,8岁时父亲再婚,然后她与父亲和继母住在一起,再也没有见过自己的母亲。生母离家后,她受困于继母的言语虐待和冷暴力,愤怒和怨恨一直严重困扰着她的生活,直到结婚后依然无法释怀。生母过世,她觉得被彻底抛弃,再也没有机会向她表达自己被遗弃的愤怒了。

(一)鲁比的第十四次分析,第四次沙盘游戏

沙盘中放了很多飞机、坦克、士兵、怪兽等沙具。中央是一个女孩和一条盘踞的蛇。它们背后有一个坟墓、两只鸟、一只鹅。左下角

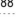

是一口井，左上角是两个下棋的老人和一个采药归来的神医，右上角是一个高大的绿巨人。沙盘的四周种植了小树，离鲁比最近的位置放了四个水果。见图 3-14。

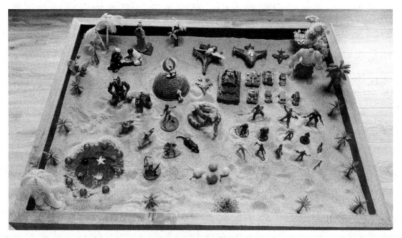

图 3-14　鲁比的第四个沙盘

　　鲁比说右上角的绿巨人表示愤怒，她选择了一个高大的绿巨人，但是仍然觉得不足以表达自己难以控制的愤怒。中央的大蛇也是愤怒，是对抗继母的武器。左下角的井是提供给士兵饮水的水源。

　　大量侵略性的沙具使得整个情境充满紧张的氛围，鲁比以象征的形式表达了自己的愤怒。沿着沙盘四周种植的树木形成了一个涵容性的框架，呈现出平和的意象，与愤怒的情绪相平衡。很明显，这两种力量共存于鲁比的心中。在蛇（愤怒的情绪）背后，鹅与鸟守护着坟墓，这个区域显得有一些哀伤。沙盘左侧是相对无意识的领域：下棋的老人带来智慧与悠闲，采药的医者带来救助与疗愈的意象。

　　在这里，井是滋养之地。红色珠子的装饰使得井被强调，显得神圣而纯洁。一般而言，左下角涌现的力量更多地指向身体和本能的能量的增加（Ammann，1998）。鲁比的井刚好出现在左下角，也意味着她开始拥有与内在生命力量联结的可能。而水的意象所带来的平和与柔顺，恰恰能够平衡愤怒之火的破坏与攻击。井中的海星、小鱼、小龟和黑色玻璃球是她前几次一直使用的沙具，与她有着很深的联结。海星是在受伤后能够自我疗愈的意象，小鱼和小龟代表一些仍然处于幼稚、柔弱中的心理内容，它们都在井水中获得了滋养。在童话故事《青蛙王子》的早期版本中，公主把自己喜欢的金球掉在了森林中的深井里。这样金色的圆形的球，是自性的象征。鲁比的井中的玻璃球是黑色的，也许仍然没有自性的光芒映照到它，愤怒遮蔽了鲁比，让她无法体验与发展其他的情感。

（二）鲁比的第十八次分析，第七次沙盘游戏

一个月之后，鲁比又一次在沙盘中呈现了井的主题。她把沙盘中的一部分沙子取了出去，将余下的沙子与水搅拌均匀，创作了如图3-15所示的场景。鲁比说："这是一口很深的井。"她把美杜莎、蓝色的水晶石和黄色的小海星放在其中，并把一条亲手制作的银蛇放在美杜莎旁边。井沿上是一个小女孩和一个军人。沙盘左上角放了两块石头，右上角放了一个内有别墅图景的水晶球。沙盘上半部分的长城是老家的标志，右下角有一条绿色的小蛇正游向井中。

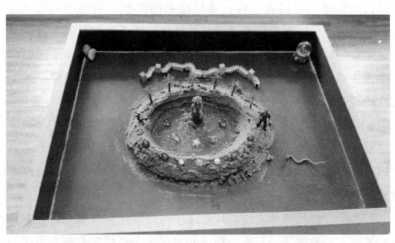

图3-15　鲁比把亲手制作的银蛇放在美杜莎旁边

这次分析之前我与鲁比曾经讨论了蛇，在对蛇做联想与扩充时鲁比想到了美杜莎的蛇发。神话传说中"波塞冬在雅典娜的神殿玷污了

美杜莎",在鲁比看来,美杜莎是波塞冬与雅典娜斗争的牺牲品,在这场斗争中,雅典娜并没有好好保护她的神庙。这个内容使得鲁比对美杜莎产生了深度的共情。也正是因为美杜莎的故事,鲁比发现"被牺牲"是一种命运。父母离异后鲁比陷入了"被抛弃、被牺牲"的命运之中。因此,她专门为美杜莎制作了一条银色的蛇,她费了很多时间细心地用银丝缠绕蛇的身体,并且在蛇的头上镶嵌了一颗紫色的宝石(见图3-16)。在这个创造性的过程中,鲁比抚慰着自己心中因为父母的过错而被牺牲的部分,她心中的委屈与愤怒也在经历着转化。

井中浅黄色的小海星依然存在,呈现着转化与疗愈的氛围;上一次沙盘游戏的井中是黑色的水晶球,这一次是两个蓝色的水晶球,水晶球的颜色变得清亮起来。水晶球与小海星、另外两颗蓝色宝石形成了一个半圆形状,像胎盘一样,对中央的美杜莎提供了一种支持与护卫的感觉。这一场景,除了神圣的仪式感,还透出一些心疼与呵护的柔情。

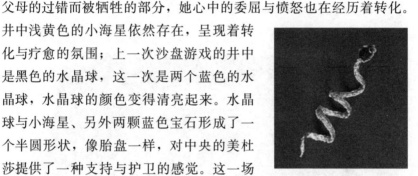

图3-16 鲁比自制的银蛇

井作为水的容器,也可能指的是从无意识中挖取内容的倾向(布莱德温,麦克寇德,2010)。在童话故事《井里的三个脑袋》中,三个金脑袋从井中浮出来,女孩经过与这三个金脑袋的相遇、对话与互动,获得了女性特质的发展。在鲁比这个沙盘作品中,美杜莎的意象从井中浮现了出来。她在某种程度上认同了这个意象,甚至觉得自己就是这个美杜莎,她解释说:"左边是我的女儿,右边是丈夫,这是我。"在之前的岁月中美杜莎隐匿在井中,隐藏在无意识的水面之下,但是愤怒却影响着鲁比的生活。现在鲁比在沙盘中对美杜莎意象进行了象征性的工作,她认识到:美杜莎本来是雅典娜神庙中的女祭祀,在她陷入困境时却被雅典娜抛弃,她的愤怒之后还有伤心。当愤怒、被抛弃、无助的情感在治疗关系中被表达、被倾听与被涵容之后,鲁比逐渐摆脱了消极的记忆,从受困的情绪之中探出头来。她的意识自我获得了提升,开始能够以不同的视角对事件进行反思。她说:"我这些年被愤怒所淹没，现在才意识到与继母斗争是在浪费生命，因此而错过了很多美好的人生风景。"

（三）鲁比的第三十七次分析，第十二次沙盘游戏

五个月后，鲁比的沙盘作品中再一次出现了井的主题。井中有一个房子、贝壳和可以出入的梯子。她在井沿上放了树、鸟、红宝石和两个士兵。在沙盘的右上角，有一个母亲抱着孩子的沙具。四个角分别放着一棵树，有的树盛开着花朵。见图 3-17。

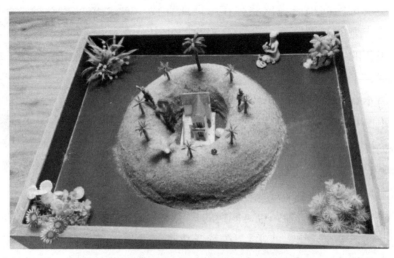

图 3-17　井中的房子，带有可以出入的梯子

荣格（2011）认为，深井代表着肥沃与富饶，是母亲原型的面向之一。四个角的树、中央的井和井中的房子，都呈现出容器与女性的意象。鲁比的区分度和涵容性都有所发展，她对已经发生的事件拥有了更高的视角，她意识到母亲对她的抛弃是迫不得已，在被人间的母亲抛弃之后似乎有一种更大的神性力量让她顺利地成长起来。鲁比与温暖的母亲意象产生了联结，回忆起生母带给自己的支持与滋养。她开始能够感受到来自丈夫的爱与支持，在与女儿的互动中也变得更加平静和具有滋养性。

沙盘游戏疗法案例与应用

六、梦中之井

梦与沙盘作品都是无意识的反射，通过象征的语言表达着无意识的信息。井在我不同时期的梦中呈现了积极与消极的意义。我也不断地对梦中的井进行分析与思考，将梦中的体验和启示带入现实生活中。

井，提供了深入探索的入口，开启了发展女性特质的心灵旅程。

我 36 岁时获得了一个意象深刻的梦：

> 我是泰山顶上禅庙里修行的尼姑，当我去井边取水时，瞥见井底有一只青蛙。然后我被扔进大海里变成了一尾红鲤。小红鱼在幽深暗黑的大海中"自由"地游动，有一个银色的链子系在它的尾部，事实上，它无法游得很远。

井是梦境转换的关键之地，它像是一道通往无意识的门，使梦中的我经历了山顶、井底、大海三个不同维度的空间转换。这个梦，指出了心灵发展的方向和路径。我们朝井下看的时候，似乎与另外一个神秘的世界产生了联结（Ronnberg & Martin Eds.，2010）。巴拉人把井作为"奥义"的象征，井底象征"缄默"，是静修智慧的缄默，是精神演变和自我控制的高级状态（比德曼，2000）。

在山顶禅庙里修行意味着想要接近神灵或获得精神的转化，这是尼姑意象所带来的积极面向。通常情况下尼姑会剪去头发，长发让人联想到情感及女性，因此尼姑的消极象征与压抑情感欲求、拒绝发展女性特质有关。而在井边取水则是一个跟女性发展有关的仪式，井、鱼、水都拥有女性的象征。鲤鱼总是逆流而上，代表勇气、忍耐和高深的学术成就和敏锐的洞察力（布鲁斯-米特福德，威尔金森，2014）。这意味着：山顶修行的尼姑必须深入海底才能够获得修行的觉悟。聚焦于体会梦中的尼姑时，孤独与凄凉的感觉从无意识中浮现出来。梦里的尼姑——我的一部分人格——遇到了发展女性特质的人生课题。那个时候我受限于原生家庭，需要从父母的女儿成长为一个独立的女性，一个拥有滋养功能的母亲的角色。

井是生命与智慧之源，象征女性的滋养特质。

40 岁时，滋养的井出现在我的梦中：

> 奶奶家的厨房里有一口井，井水清澈甘甜，满而不溢，梦中的我满怀喜悦。已故去的爷爷传给我一艘船，我清晰地看到船头有一只牛，我知道那是家族的遗产。爷爷向我演示如何打开船的甲板，取出写有家族箴言的纸给我看：我的名字出现在家谱图中。

厨房与井是提供食物与滋养的地方。一口满溢的水井是真诚、正直和幸福的标志（比德曼，2000）。成熟的女性本身就像一口滋养的井：那个时候，我开始喜欢自己的女性角色，我的工作也与女性的滋养与转化的功能相关。梦似乎意味着我把自己的丰富和美丽带回到了家族树上，同时也意味着女性特质的发展依然是我未尽的课题。我的属相是牛，牛也是井神的象征。心灵之旅程是一个逐渐深入的过程。

井也提供了面对创伤与情结，向更深的无意识探索的机会。

> 我母亲把一个小男孩溺死在院子中央的井中，并且在井上加了一个盖子。他是一个苍白敏感内向的男孩，他被溺死的原因是"小提琴拉得不够好"。

这个梦出现在我 42 岁时，井象征秘密和隐蔽，尤其是隐蔽真相（比德曼，2000）。小提琴指向与音乐相关的情感功能，艺术特质被杀死并囚禁在井中。井水不再拥有滋养的功能，与"杀死孩子"的消极母亲意象互相呼应。梦提示我必须面对消极的母亲情结，是时候谈谈我童年时期断裂的情感了，实际上这个"谋杀"与"断裂"的意象背后也与文化创伤相关。

七、关于井的反思

井联结着广袤的地下水系，生命的能量也根植于深远的无意识之中。当井被毁坏充满泥浆时，"井水不能再用于饮用，即便动物也无法饮水"。同样，心灵之井也可能被破坏性的态度所污染，或者其吸收的能量是有毒的。生命的本能被堵塞了。我们必须对水井重新进行疏浚以使其能够重新启用，需要注入意识的注意力去创造一个"涌泉"，使生命之水再一次鲜活丰盈。

在卫礼贤翻译的《易经》中，第四十八卦（井卦）的卦辞是："如果下去取水，绳子没有全然跟随或水罐破裂，都会带来不幸。"（Wilhelm & Baynes Trans.，1950/1967）从井中汲水的过程象征着深入无意识从黑暗和混乱中获取生命之水，而井绳通常指向"联结"与"意识化"。绳子联结了水罐和手，恰似面对无意识的时候需要加强意识的力量，意识自我需要拥有保持平衡的能力。

女人们把取水的罐子用绳子系牢，放进深井中，感受其中是否装满了水，然后保持平衡并耐心地把它拉上来。深入井中取水的过程经历了向下深入与向上攀登的旅程，探索无意识也需要强大的自我意识作为支持。深入迷宫的英雄需要有一根阿里阿德涅之线作为回归的线索。英雄之旅代表男性特质的发展，可以将男性特质从迷宫中带回的线索，起源于女性的智慧。

有一个炼金术的美丽文本这样写道："如果你懂得如何用自己的内在之水滋养干旱的大地，你就会让大地的毛孔也获得放松……"（Ronnberg & Martin Eds.，2010）

井的象征具有多个维度的含义，其意象在中医、风水学、祭祀、建筑、法制、酿造业等不同的领域中广为应用。本文仅对水井的意象及其象征进行了有限的研究和探索，井作为一个原型意象，还有更多的象征性的内容等待我们去挖掘、去应用。

第四节　核心心理学中的夸父神话

"神话创作者的思维方式几乎与我们在梦中的思维方式一样，这是不言自明的。"（Jung，1952/1967）或许可以说，某民族的神话是此民族的大梦，其所包含的丰富的文化原型内容构成了根本民族智慧，在历史长河中以集体记忆与潜在记忆的形式传承，形成特定心理内容作为集体与个体的心理能量的储备。以中国耳熟能详的经典英雄神话"夸父逐日"为例，其追赶太阳的人/英雄的主题和形象不仅复现于古今作品和现象中，而且会复现于个体心理内容与临床工作中。本节旨在在心理分析与中国文化模型内，从神话原初文本出发，通过探究历史的与当代的集体和个体对"夸父"的使用，尝试从物理现实的客观水平、心理现实的主观水平分析夸父神话表征与象征的不同水平的心理结构——集体意识与文化无意识、个体意识与无意识的内容，这些内容构成了中国人人格的一些重要特质。最后用个案呈现个体神话在讲述过程中帮助来访者感受、表达心理结构的不同层次的内容，来访者从中获得疗愈与转化心理困境与冲突的可能。

在分析心理学心灵地图中，荣格认为心理结构包含集体无意识、个体无意识、意识。汉德森（Joseph Henderson，1962）认为，在集体无意识与意识间还存在一个文化无意识层。和弗洛伊德一样，荣格也使用"无意识"这个词来描述自我无法理解的精神内容，这个心灵的空间拥有自身的特点、法则和功能。

一、"夸父逐日"神话文本：追赶太阳的人/英雄

夸父在中国文化中是妇孺皆知的追太阳的英雄，其神话要素包括：追日、喝水、求水的行动；渴的感受；死亡；弃杖、浸杖、化桃林。最能够影响华人深层心理结构的还是上古神话，共三个版本，两则记载于《山海经》，一则记载于《列子·汤问》，叙述上略有不同，按时间顺序排列如下：

第一则载于《山海经·海外北经》："夸父与日逐走，入日。渴，欲得饮，饮于河渭；河渭不足，北饮大泽。未至，道渴而死。弃其杖，化为邓林。""博父国在聂耳东，其为人大……"

第二则载于《山海经·大荒北经》："大荒之中，有山名曰成都载天。有人珥两黄蛇，把两黄蛇，名曰夸父。后土生信，信生夸父。夸父不量力，欲追日景，逮之于禺谷。将饮河而不足也，将走大泽，未

至，死于此。"

第三则载于《列子·汤问》："夸父不量力，欲追日影，逐之于隅谷之际。渴欲得饮，赴饮河渭。河渭不足，将走北饮大泽。未至道，渴而死。弃其杖，尸膏肉所浸，生邓林。邓林弥广数千里焉。"

我们把《山海经·海外北经》记载的版本视作初始神话，其中介绍了夸父逐日的基本要素，以及夸父的地属和他巨大的身形特征，并且只有陈述而无评价，而后两个版本有对夸父"不衡量自己能力"的负性评价。

《山海经·大荒北经》记载的版本叙述了夸父耳朵挂蛇与操蛇的特征以及他的身世，但缺少死后手杖化为桃林的情节。列子是道家代表人物之一，有学者认为《列子》约成书于公元前 450 年—前 375 年，此版本记载的夸父逐日既包含了对夸父不量力的评价，也强调了夸父死后手杖化为桃林的情节。

二、三种"夸父"：客观水平的形态与主观水平的人格属性

夸父是谁？中国学界已有动物说、群体说、个体说、身份说。动物说认为夸父是猿类动物。群体说认为夸父指代某个氏族。个体说认为夸父是某个具体的人。身份说是中国学者着力探究的，聚焦于夸父的社会功能的现实身份，争议较多：认为逐日是祈雨或控日的仪式，因此夸父是"巫师"或"女巫"；因《说文解字》中对"父"字做"家长率教者"的解释而认为夸父是"氏族首领"，逐日是其率领部落迁徙；认为逐日是立杆测日影的行为，杖为"圭"，因此夸父是科学家。众多学者将此神话当作先民与自然斗争的抗旱或迁徙的史实，并企图还原客观水平的，即物理现实的夸父。不过，即便不能确定夸父是谁，我们也可以梳理其形象形态的历时性演变。

夸父，又名博父、举父，最早见于《山海经》，出现十余次，涉及地名、兽名、人名、氏族名。有学者认为现在流传下来的《山海经》成书于战国时期，但其材料来自上古时期口传或《山海图》内

容。徐旭生（2003）等学者认为年代跨越八千年的《山海经》不是一时一地一作者所成，而是历经多年流传而后整理成书。由此可推测，对夸父的描述是历代记述的集合，反映了中国文化中巨人（神）的历时性流变，即由兽向人再向神进化的三种形态。

（一）兽形态：兽——神兽

《山海经·西山经》："有兽焉，其状如禺[1]而文臂，豹虎而善投，名曰举父[2]。"高诱在《淮南子·地形训》中注："夸父，兽名也。"袁珂先生（2013）考证，夸父为猿类兽。可见，夸父是臂上文身，有豹子尾巴善于投掷的猿类。这极有可能是人类从猿人进化到人时的狩猎神话时期的印记。"夸父"在后世又作兽形神，如《说文解字》："夸父，神兽也。"从兽到神兽的转变可能是原始部落因崇拜猿类兽而将其作为图腾、奉为神明的体现。

（二）人形态：夸父族——巨人

按以熊作为图腾而命名部落"有熊氏"的逻辑推测，夸父族很可能是以夸父为图腾而命名的氏族。"夸"字表明了体形"巨大"的特征。1978年出土的淮阴高庄战国墓内铜器上的刻纹内容首见神人怪兽，与《山海经》的文字描述相合。据文物学家考证，这可能与早已失传的《山海图》有关。其中，在虎、马、鹿等群兽间，有人两手各持一蛇，两耳各挂一蛇。此外，河南信阳长台关楚墓出土的锦瑟也有同样的图像。此与《山海经·大荒北经》中"有人珥两黄蛇，把两黄蛇，名曰夸父"相合，可视作夸父刻纹（见图3-18）。他头顶一长棒，可视为"杖"，上端两侧各有一条蛇，下端贯穿一个"凵"，似杆，又似开口器皿。此人两腿开立，似走路、奔跑、舞蹈，表情愉悦。

通过对夸父族生活地区和时代的考证，我们发现夸父神话有物质、风俗、仪式载体的文化传承。

---

① 《说文解字·由部》："禺：母猴属。"
② 郭璞注："或作'夸父'。"

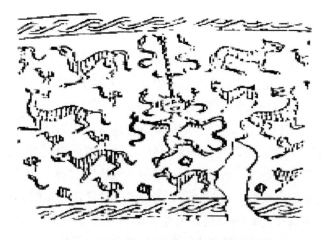

图 3-18　淮阴高庄战国墓出土铜器上的刻纹

1. 地下材料

出土的战国时期青铜器中有以"夸"为标识的爵和戈；陕西扶风出土的西周晚期的一个铜器皿内刻"伯夸父盨"，说明西周晚期仍有夸父族。

2. 地上材料

一是《山海经·海外北经》："博父国在聂耳东……禹所积石之山在其东，河水所入。"说明大禹生活的农耕时代仍存夸父国。《山海经·中山经》曰："又西九十里，曰夸父之山……其北有林焉，名曰桃林，是广员三百里，其中多马。湖水出焉，而北流注于河，其中多珇玉。"推测夸父族（国）主要在黄河流域的陕西、河南区域，植有桃林。二是今存夸父山的豫西灵宝地区的传说："黄帝、炎帝大战于阪泉。炎帝被应龙打败，其支系夸父族败退西逃。适逢大旱，夸父渴死后，躯体变成夸父山。夸父死前嘱咐子孙种植桃树，所以，这里东西百里之内，皆为桃林。夸父峪有八个村子，俗称'夸父峪八大社'。"（焦晓君，2010）村民们自称是夸父后代，每年举办"赛社"活动祭祀夸父山神，桃树作为族徽画在庙会的彩旗上。

（三）神形态：英雄——人格神

夸父在逐日神话中呈现人格神特质。神话中夸父追逐太阳、饮尽河水、渴亡而复生使其成为人们心中具有神力的英雄，作为我们的理想人格特质投射的人物形象。威廉·冯特（Wundt，1912/1916）在《民族心理学纲要》中讨论过英雄和神的异同，认为他们"都是神人同形同性"，"没有固定的界限来划分"，他们的区别在于"英雄的活动仍局限于人的范畴，而神的活动超越了人类"，"神是从英雄，即理想化的人创造出来的，属于超人的层面"。追日是人类的英雄行为展示，渴亡是人类的局限呈现，复生并幻化为桃林又体现了神力，因此，基于文本能指的人的形态，称夸父为人格神、半人半神、英雄。

英雄的长成往往是自性化和人格等级水平递进发展的过程，由兽成长为人、而后是神，可理解为由低级人格到高级人格、再到超自然人格的表征。夸父的三种形态中，长有豹尾的猿代表着兽/原始本能的劣等属性，对应着本我（id）；巨人形态英雄代表高等属性，对应着自我（ego）；身死而能化生则代表着超自然/神性属性，对应着对立统一与超越性的自性（Self）。

自性化是指，一个人最终成为他自己，成为一个完整的、不可分割的，有别于其他人或集体（虽然也与这些有关）的个体的过程。这是荣格对人格发展理论贡献的关键概念。因此，它与其他因素，特别是自性、自我和原型，以及意识和无意识元素，密不可分地交织在一起。用一种简化的方式来表达最重要的概念的关系就是：自我是为了整合（社会意义上的适应），自性是为了自性化（自性经验和自性实现）（Samuels et al.，1986）。

三、意识水平的集体表征：历史与当代的"夸父/追赶太阳的人"

在客观水平上，夸父——"追赶太阳的人/英雄"形象以及"追赶太阳"的主题，从古至今在大量文学、视听艺术、教育甚至政治话

沙盘游戏疗法案例与应用

语中不断被再认，其表征的主观意识内容，既是创作者个体的，同时因其反复流传，共鸣广泛，又形成了我们民族集体的意识内容。"夸父"作为历史、作者与受众共同投射的客体，内涵与外延几经建构，所传承的中国文化集体意识内容包括四个方面。（1）认知方面：致命遂志、死而不已的理念与"变化"之观。（2）意志方面：无畏艰险的顽强意志。（3）情感情绪方面：追求目标的极大渴望及求之不得的悲愤情绪。（4）价值判断方面：不自量力的愚者或是积极进取者。既有积极面也有消极面。

（一）认知与意志维度

在认知与意志维度，主流意识形态常喜此神话积极面，把它看作先民不屈不挠认识自然界，征服、支配自然力的事件，讴歌夸父的无畏和顽强意志、造福人类的死而不已的利他精神。首先，夸父常以坚忍不拔的毅力、执着于追求高于生命的光明理想的表征示人。《周易·困卦》："君子以致命遂志。"志向和理想时常可高于生命，儒家有"杀身成仁，舍生取义"的道德准则，更把"志"定格为"仁"与"义"的道德追求。夸父表征的这部分内容常常被儒家与政治家用于道德教化，特别是在国家与民族面临困境与挑战之时，夸父承载了更多的政治内容。

晋代诗人陶渊明有诗云："夸父诞宏志，乃与日竞走。俱至虞渊下，似若无胜负。……馀迹寄邓林，功竟在身后。"把夸父描写为有伟大志向，并且死后福荫子孙的形象。

现代，在抗日战争时期，文学家巴金于 1941 年创作了《日》：

> 为着追求光和热，将身子扑向灯火，终于死在灯下，或者浸在油中，飞蛾是值得赞美的。在最后的一瞬间它得到光，也得到热了。
>
> 我怀念上古的夸父，他追赶日影，渴死在旸谷。
>
> 为着追求光和热，人宁愿舍弃自己的生命。生命是可爱的。但寒冷的、寂寞的生，却不如轰轰烈烈的死。

作者将飞蛾扑火和夸父逐日都视为追求光明和理想的壮举，隐喻飞蛾和夸父是甘愿为保家卫国之志付出生命的伟大战士。

教育领域，人民教育出版社出版的小学三年级语文教材（下册第32课）收录了袁珂（2013）的一篇白话文神话（插图见图3-19）：

> 很久很久以前，有个名叫夸父的巨人。他看见太阳每天从东方升起，在西方落下，接着就是漫长的黑夜，直到第二天早晨太阳才又从东方升起。夸父心想："每天夜里，太阳躲到哪里去了呢？我不喜欢黑暗，我喜欢光明！我要去追赶太阳，把它抓住，叫它固定在天上，让大地永远充满光明。"

> 于是夸父拿着手杖，提起长腿，迈开大步，像风似的奔跑，向着西斜的太阳追去，一眨眼就跑了两千里。他一直追到虞渊，也就是太阳落下去的地方。还没等太阳落下去，夸父就追到了。一团又红又亮的火球，照着他的全身，他无比欢喜地举起两条巨大的手臂，想把这团火球抓住。

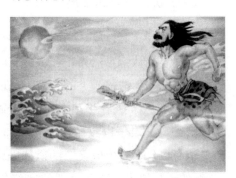

图3-19 《夸父追日》一文插图

> 就在这时候，夸父的喉咙干得直冒烟。他实在是太渴、太累了。夸父伏下身子，去喝黄河、渭河里的水。咕嘟咕嘟，霎时间两条大河都给他喝干了，可是还没止住口渴。

> 夸父又向北方跑去，想去喝大泽里的水。那大泽，又叫"瀚海"，有上千里宽。他还没到大泽，就像一座大山颓然倒了下来，大地和山河都因为他的倒下而发出巨响。这时，太阳正在虞渊落下去，把最后几缕金色的光辉洒在夸父的脸上。夸父遗憾地看着西沉的太阳，长叹一声，便把手杖奋力向前一抛，闭上眼睛长眠了。

第二天早晨，当太阳从东方升起，金光普照大地的时候，昨天倒在原野的夸父，已经变成了一座大山。山的南边，有一大片枝叶茂密、鲜果累累的桃林，那是夸父的手杖变成的。树上味道鲜美的桃子，给追寻光明的人解渴，使他们精神百倍，奋勇前行。

此文将夸父刻画为一个好心者，生前"争取永恒光明"的牺牲者，死后福荫子孙的奉献者。课文的故事增加了崇高的追日缘由的叙事，使儿童通过夸父故事接受意志与道德的教育，学习夸父"不怕困难，勇于探索，敢于挑战大自然，热爱光明，憎恶黑暗，有理想，有抱负，乐于奉献，不怕牺牲"的精神。夸父在当代主流意识形态中成为一种理想人格的榜样。

影视艺术领域，1991年，正值中国经济体制改革大兴之时，电影作品《追赶太阳的人》讲述了主人公在深圳经济特区克服阻力大胆改革的故事，锐意改革的企业家被喻为新时代经济大潮中的"夸父"。

再者，夸父表征"变化"的自然之道。这与《列子》中的夸父神话所强调的重点一脉相承。"变化"是"道"之精髓，"竹林七贤"之一阮籍在《咏怀》第二十二首诗中写道："夏后乘灵舆，夸父为邓林。存亡从变化，日月有浮沉。"（夏朝后人坐着灵舆车成仙而去，夸父死了能够变成桃林，生存或灭亡遵从着变与化的规律，正如太阳月亮都会升起和落下。）诗中，夸父是"存亡从变化"的论据。

何为变化？"变""化"二字在《辞源》中的解释为："变，谓后来改前，以渐移改，谓之变也。化，谓一有一无，忽然而改，谓之为化。"（事物渐渐发展的过程，叫变；事物从无到有，突然发生，叫作化。）《黄帝内经》说道："物生谓之化，物极谓之变。"（物之生从化而来，即新事物产生的过程；物之极由变而来，即旧事物由小到大发展到盛极的过程。）可见"变"属量变，"化"属质变。

当代，1988年，裘小龙在极具影响力的文学刊物《诗刊》发表现代诗《追太阳的人》，以诗性语言突出了变化与希望的主题。

你猛地又重新跃起

伸出巨大的胳臂

用你最后的力量去拥抱光明的中心

抱住了

手杖却无力地落入

下界的黑暗

于是天空在刹那间恢复了宁静

大地绽开了亿万朵惊讶的桃花

一张张脸上欢乐或悲哀

在永远是那样灿烂的阳光下

(二) 情绪体验维度

在情绪体验维度，通常是人们遵循儒家"致命遂志"理念，追求理想与目标过程中的身体感受与情绪体验。有两方面：一是古人与今人常基于神话中的"渴""不足"表征追求目标时的渴望与劳累；二是基于神话中的"死亡"表征遂志难成、求之不得的痛苦与悲伤。

第一个方面常见于视觉艺术作品，健壮的肌肉、奔跑的双足、前倾的身体、锁住的眉头、高举向上的手臂，呈现出渴望与疲惫。结合图 3 - 19，现代视觉表现的"夸父"通常是一个毛发浓密、肌肉发达的强壮男子手持木杖狂奔的形象，极具"男性"特质。将战国时期的夸父刻纹（图 3 - 18）、近古的明代插图（见图 3 - 20）、当代的小学课文插图（图 3 - 19）中的夸父形象做比较，夸父刻纹中能够代表灵性与神性的蛇消失了，顶在头上的杖也成了拿在手里的杖。这是现代华人神性渐失还是文化失落的印证呢？这是个值得进一步推敲的问题。

第二个方面常见于诗歌。中国许多评论家也因此把夸父当作具有悲壮感的失败英雄，儒士们借夸父表达壮志难酬、怀才不遇的哀怨受伤的情绪。中国历代许多儒士入世为官不成，则会选择出世的回避方

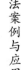

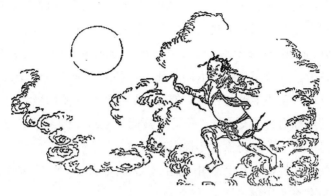

图 3 - 20　夸父逐日

注：明崇祯时期刊本，蒋应镐绘图。

式应对，进道门、入佛门。例如，唐代道学家杜光庭，因参加科举考试屡屡不中而遁入道门。他创作的《怀古今》写道："古，今。感事，伤心。……夸父兴怀于落照，田文起怨于鸣琴。"（夸父看见太阳西落就立志于追赶，孟尝君听见鸣琴而治却责怪其做法。逐日无功，怨琴不解，如愿不易，实现愿望不能由自己做主。）他用夸父死亡的遭遇比喻自己难以达成志向的无力与哀伤。

（三）价值判断维度

在价值判断维度，基于对夸父逐日行动无目的、无动机表征非理性的共识上分化出不自量力的负性评价和酒神精神的正性评价。

负性评价聚焦逐日的荒诞与他的死亡，认为夸父表征愚者，存贬义，这常是佛家使用的话语。早在南朝刘宋朝已经有释僧愍作诗云"真谓夸父追日，必渴死者也"（夸父追什么太阳，必然会渴死的啊），意指他追日缺乏理智。

近古（唐朝到清朝）典籍中对夸父的态度以贬斥、批判为主。唐代著名诗人、僧人皎然作诗《效古》写道："夸父亦何愚，竞走先自疲。饮干咸池水，折尽扶桑枝。渴死化爝火，嗟嗟徒尔为。空留邓林在，折尽令人嗤。"（夸父多愚蠢啊！和太阳赛跑自己先感到疲累了。

他喝干了咸池的水，折完了扶桑树的枝条。渴死后变成小火把的火，白白浪费了生命，只留下桃树林，令人耻笑。）

宋朝梅尧臣有诗云："夸父逐日死，共工触天倾。二子不量力，空有千古名。"（夸父去追逐太阳却死了，共工去撞天也只是把天撞得倾斜。这两人都不能衡量自己的能力，徒有千古年来的虚名。）

元朝陈高有诗句写道："夸父矜其能，走远不知复。"（夸父夸大了他自己的能力，跑得太远不懂得返回。）

清朝纳兰性德也在诗作中说道："荒哉夸父步。"（夸父追逐太阳的脚步是多么荒唐啊！）

到了当代，台湾著名诗人余光中作现代诗《夸父》发出诘问：

为什么要苦苦去挽救黄昏呢？
那只是落日的背影
也不必吸大泽与长河
那只是落日的倒影

诗句表达着诗人对夸父非理性的不理解。

当代语言学家杨伯峻在《列子集释》中认为，第三则夸父神话表达的就是对其"恃能以求胜"（依靠自己的能力只想获得胜利）的批判。并且，神话文本中的不自量力已成为一个贬义成语。

正性评价则聚焦于夸父逐日的过程，歌颂强健行动力与勃勃生命力（见图3-21）。唐代柳宗元作诗《行路难》把行动具体化地呈现："君不见夸父逐日窥虞渊，跳踉北海超昆仑。披霄决汉出沆漭，瞥裂左右遗星辰。"（你可曾得知夸父追赶太阳窥探到了日落的去处，跳过了北海，越过了昆仑山。劈开云霄冲出苍茫，风驰电掣将星辰遗落身旁。）此诗描摹出的是多么动感十足、生命力旺盛的图景。当代评论家黄玉顺（2001）认为，夸父逐日的非理性表征了阳刚进取的酒神精神，其一往无前的勇气很像"生命意志"和生命哲学的"生命冲动"。

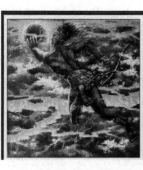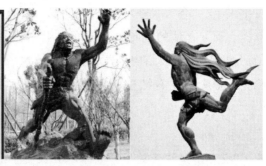

图 3 - 21　夸父逐日的油画（左，崔文智绘）以及两个公园雕像

四、文化无意识水平的象征：转化的三阶段自性化模式

作为原始思维的语言产物——神话不仅只是客观水平的物理现实文本，更具有主观水平的心理现实的文本价值，含有"荣格称为原型的心理轮廓和过程的意象"（Stein，2006）。原始思维属感性具象思维，其语言缺乏现代人的抽象概念，以"知觉表象"为主。夸父逐日神话呈现的正是与感官相连的一系列知觉表象。

荣格认为原始人"无意识的心灵有一种不可抗拒的冲动——把所有的外部感觉经验吸收到内在的、精神上的事件中去"（Jung，1954/1969b），即把知觉体验同步、内化为未分化的心理内容，由神话的投射性语言表达，具有物我同一、主客不分的模糊性、多义性、奇幻性，留给后人在阅读过程中再次投射的多重可能性。无论是抽象思维的考释还是形象思维的艺术创作，都是基于此神话的客观水平，加以现代人意识的投射，忽略了原始人用与我们不同的意识来感知、形成主客未分化的文本的事实，其中含有更深层、更本质的心理原型。

夸父逐日作为中国文化无意识意象的象征，是巨人、蛇、太阳、水、桃林的意象聚合群，涵盖了阳、阴、转化、自性等心理原型，以及由变化到转化的四种意象与三阶段自性化模式。

（一）从逐日情景剥离出的夸父具有巨人、蛇、杖三个意象

其一，诚如荣格所言，汉字是可读的原型，我们先从"夸父"的

汉字入手。"夸"，是形容词，由两部分组成：上面"大"像张开双臂双腿、顶天立地的成年人，下面"于"通中国古时吹奏乐器"竽"。最初的字形为左右结构，表示竽的音量大，造字本义指将竽吹得特别响亮。金文将左右结构调整成上下结构"夸"。后来篆文将金文的"于"写成"亏"，即"夸"，沿用至今。《说文解字》云："夸：奢（巨大）也。"

"父"字是"夸父"的主体，甲骨文字形为、，金文字形为、；小篆字形为、。甲骨文的"父"一边是"手"的象形，另一边""代表石斧或石凿之类的工具，因此，在古代"父"通"斧"。金文画出尖锐的石斧形状，"父"是古人对从事劳动的男子的尊称。《说文解字》云："父：矩也。家长率教者。从又举杖。"表示"父"是规矩的代表，是一家之长，是带领、教育子女的人。字形采用"又"做偏旁，像一手举杖教训子女的样子，将""视为杖，也是工具。从文字看，神话中夸父的"杖"很可能是出自"父"中象征意象的杖。

"夸""父"二字组合在一起，从字面上来看，是巨大男子。夸父与盘古、烛龙同属中原神话的巨人（族）原型，高大、魁梧、健走，是中国神中的"泰坦"。由《山海经》祝融"生共工，共工生后土"，后土生信，信生夸父"可知，夸父是幽冥神、地母后土（厚土娘娘）的孙儿，与泰坦是地母盖亚后裔的出身相同。《山海经·大荒东经》提及："应龙处南极，杀蚩尤与夸父。"黄炎大战，应龙属黄帝部族，夸父属炎帝部族，黄帝有中国太阳神之称，夸父追日，若按人的身份"大概是巨人族与神争权的象征"（玄珠，1990），若按神的身份，具有战神的意味。

其二，蛇集善恶好坏阴阳为一体，既具有阴性、女性、水、自然的特征，又具有阳具、权力的特征，同时具有灵性特征。埃利希·诺伊曼在（1998）《大母神》中说："作为代表生育力的地蛇，它是大地女神的一部分……"威廉·冯特（Wundt，1912/1916）认为，蛇被原始人作为灵魂寄居的动物之一。由此可认为：夸父神话中的蛇象征

着通往灵性、无意识的过渡物
（psychopomp）。操蛇是神性与权
威的展示。"操"是"控制、利
用、占有"。操蛇具有"控制自然
力、生育、生命、神力的意义"。
远古巫师进行巫术仪式常操蛇。
张湛注："《大荒经》云：山海神
皆执蛇。"《山海经》内记录了不
少操蛇或践蛇的神灵。夸父所持
之蛇呈黄色，黄是中土之色、帝王
之色，意味着其神力与权威更甚一
层。操蛇者的性别代表着母权或父
权。希腊克里特岛存在着和夸父同
样双手操蛇之神（见图 3-22），
其女性属性有母权象征。夸父和中

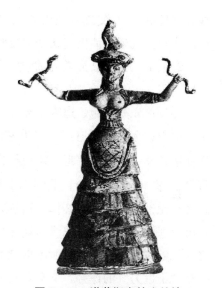

图 3-22 诺萨斯宫的女蛇神

注：赤陶，制于约公元前 1600 年，现
收藏于希腊克里特岛的赫拉克利翁博物馆。

国海神禺疆同为操蛇的男性神，是男权更迭女权的重要表现。

其三，"杖"形态属阳，其功能无论是做巫术的棍，还是测量日
影的圭，抑或是辅助行走的拐杖，都具备工具属性，是男性、理性、
逻各斯的象征。

（二）逐日情景中的夸父属中国文化英雄原型

从江苏、山东等地新石器时代岩画，湖北神农架发现的《太阳
经》等证据来看，我国先民存在广泛的太阳崇拜和信仰。太阳是"塑
形而成的能量"。荣格（2014）认为："如果一个人崇拜上帝、太阳或
火，一个人就是力量。换句话说，精神能量的现象就是力比多。"奔
向太阳即对能量的渴望与追求，追赶太阳的人正是为获得更多能量的
英雄意象。在消极面上，太阳提供的能量过多时就会毁灭生命，如
《淮南子·本经训》提及："尧之时，十日并出，焦禾稼，杀草木，而
民无所食。"世界普遍存在一系列太阳英雄神话——追日、赶日、吞
日、射日等等，表现了人与太阳的两极关系——追慕、受难（被害）、

战胜（反抗）。夸父逐日致渴亡的描述，很可能是原始人对太阳的积极面认知扩展到对消极面认知的反映。

意象 1：逐日象征着生命力、外倾、主动、意志、呈阳的片面发展。

逐日首先是奔跑、追求、充满生命力的形象。太阳居于夸父的上位，属阳；夸父不断追逐、接近它，自身能量系统阳长阴消。“逐”字在甲骨文中有两种字形：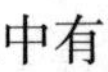=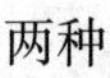（鹿）+（止，追捕）；=（豕，野猪）+（止，追捕）。造字本义指追猎物，后另有“驱赶、驱逐”之义。无论把太阳当好客体去追逐，还是当坏客体去驱赶，在现代来看可以理解为一种原始思维时期无所不能的自恋——自我情结的面向之一。随着认知发展，无所不能感受挫，当发现自身“有限性”时才会有“不量力”的评判，又含着在宏大力量前受难者体会到的自卑之意。希腊神话中太阳神的凡间儿子法厄同（Phaeton，希腊语中意为“熊熊燃烧”）自负地以为一定能像父神那样驱赶太阳马车，最终被烧死，也令人体会到人类无法超越血肉之躯的无力感。然而，从积极的一面看，即便自知有限性，依然坚持奔向高于自己目前能力的目标，“知其不可而为之”（《论语・宪问》）——这是儒家从孔子开始就推崇的思想，又是一种推动进步与发展的勇气可嘉、锲而不舍的精神。法厄同的墓志铭刻着：“在这里埋葬着乘过太阳车的法厄同，虽然失败，可是他的勇气值得称赞。”

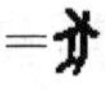

意象 2：喝水、寻水呈阴的补偿性发展。

人体是由阴阳二气构成的小宇宙。口渴难耐是逐日/外部追求时过度消耗自身“阴”所致的身体内部感受，需要其对立面——水/阴能量的补充/补偿与制衡。从中国文化阴阳“四象”①、五行观来看，夸父追的日（阳）为五行中的“火”，追到太阳落山的隅谷位于西方，属“老阳”，为“金”。他寻的水属阴，去往的北方属“老阴”，为五行中的“水”，水克火，饮光河水依然水/阴不足，阴匮乏，再去老阴

---

① 《周易・系辞上》：“易有太极，是生两仪，两仪生四象，四象生八卦。”四象最早指老阴、少阴、少阳、老阳。

之地寻水，正是为了阳消阴长的补偿性发展。夸父逐日干渴难耐，对水有着极大渴求却求而未得，如同太阳神阿波罗对河神女儿达芙妮的渴望却求而不得，他在平原上追逐着她喊道："哦，水泽女神……站住！"达芙妮惊恐得不停逃跑，最后变作月桂树，使火与水能量两极无法会合。

意象3：求水途中死亡呈阴阳失衡及肉体丧失的创伤。

夸父的死亡不仅表征"失败"——物理生命的客观水平，亦是一种创伤象征——心灵生命的主观水平。因为死亡在此神话中远非终结，而是新的、更高心灵生命境界的起点。夸父在求水而非逐日的道途中死去，"水是无意识最常见的象征"，同时象征母性与阴。与水相对立的太阳是意识、父性、阳的象征。那么，"寻水路上渴死"象征火/阳的能量过多，而水/阴能量过少，阴阳失衡致死。

意象4：身死化桃林呈超越性的由阴阳失衡的创伤转化为阴阳中和的状态。

首先这是一种非肉身复活形式的变形再生，塑造了夸父不死英雄的形象。中国上古神话中存在大量死后幻化的母题：盘古死后幻化成日月星辰和山川河流；女娲死后变成精卫；蚩尤死后，其桎梏变为枫木。"生命不死是一切史前神话信仰系统的基本主题，它以文学形式传承在文明之中。"（叶舒宪，2012）坎贝尔在《千面英雄》中写道："只有出生才能征服死亡——不是旧事物的出生而是新事物的出生。"桃林是夸父征服死亡的新生事物，桃果有长寿之意，意味着夸父的精神生命的永恒。在这里，心灵水平的"无限"超越了身体水平的"有限"——既接纳死亡（身体/客观水平）又反抗死亡（心灵/主观水平）。我们常用"永垂不朽""流芳百世"等成语形容精神不死，这或许正是中国文化中疗愈死亡焦虑、缓解死亡恐惧的方式。

自性是荣格分析心理学的核心概念，它既是全部心灵内容的中心，又是促进心灵中二极对立的双方走向统一、整合的"联合"（unity）与"整体"（totality）状态的永恒自发动力，这种趋于整体性（wholeness）的过程被称作自性化。半人半神的英雄具有自性原型的特征，夸父身死化桃林验证了这一点。桃林作为心灵主观水平的意象，具备完整性、对立统一、超越性（超越对立面和超自然的神性）的自性原型的特点。桃木有辟邪、驱魔、佑护子孙的作用，常被用来做武器和巫术工具的材料。桃果和桃花是春天、女性的象征，属阴、属水；而树的物态、工具功能又保留了阳的特质。可见，桃林象征阴阳对立面的合一（coniunctio）。化为桃林是一种由阳向阴的对立面的转化，转化结果并不是非此即彼、非阳即阴的单一状态，而是生成第三种产物——对立统一、阳中有阴、阴中有阳、相互依存平衡、阴阳中和、超越性的完整状态。

此神话精彩之处就在于夸父从"死亡"的创伤中疗愈并重生转化的过程。荣格在原型语境下使用"转化"这个术语是指"在发展过程中从一种形式到另一种形式的部署和再分配"，"转化的意义是把各种不同的能量聚集在一起，并给它们一个整体的方向"（Stein，2004）。荣格认为，在相对闭合、独立的完整心灵系统中，心灵能量服从于守恒定律，并且是可以疏导、改变和转移的。流动的方向"总是从较强的一方转移到较弱的一方"。对应着此神话，即夸父生前从阳片面发展到阴这一补偿的变化过程。夸父的"男性"性别及"杖"属阳，逐日使阳盛极之时，必向阴的方向转移，因此不断补水、求水。中国文化中有"物极必反""否极泰来"的变化模式。如《周易·丰卦》："日中则昃，月盈则食。天地盈虚，与时消息，而况于人乎？况于鬼神乎？"（太阳到了正午就要偏西，月亮盈满就要亏缺。事物无常，随时间的推移而兴盛衰亡，更不要说人，也不要说鬼神了！）"变化"强调的是在某两极能量间的切换，由阳到阴，由阴到阳；而"转化"强调两极关系/状态的改变，如神话中呈现的阴阳状态由失衡到中和，阴阳关系由冲突到统一。

此神话表现的转化/疗愈机制：夸父生前阴阳两极对立的巨大张力恰恰是促进创伤转化的动力。关键治愈因素隐藏在"他丢弃的杖，被尸体的脂肪和肉浸泡"的叙述中。从阴阳五行观考量，杖属阳，"丢弃杖"象征着放弃/减少了一些阳。同时，杖属木，尸体的脂肪和肉身属阴，属水，五行中水生木，置木于水，杖浸泡于肉体中，有水滋养木、阴补给阳之象。这一切又以"土"为根基，土既是客观土地，属阴，又是五行中"土"。杖与肉体在土中生根发芽，土是提供夸父新能量与转化重生的容器，土地在中西方文化中都有滋养与孕育的母性特质。希腊神话中安泰俄斯每每被打倒，都可以通过与大地母亲盖亚接触汲取能量。而夸父是中国大地母神后土之孙，死后回归到大地中重新孕育。虽然神话原文没有提及，但我们可以想象，随着肉身的腐败、阳光雨露的注入，本无生命力的木杖在夸父的尸肉浸泡中慢慢长出生机盎然的桃林。

荣格分析心理学治愈观重点在于整合"感受基调"（feeling-toned）的碎片化人格，无意识中的碎片化人格渐渐涌现、被意识化，并被意识整合，意识与无意识内容变得完整统一，也即一种自性化模式。自性化模式中能量流动与整合的路径在荣格看来有四个阶段：阶段 1 发展意识中心的自我；阶段 2 整合无意识中那些被自我压抑，否认、抑制的阴影面；阶段 3 整合无意识中的"异质"——意识对立面阿尼玛/阿尼姆斯；阶段 4 到整体心灵的中心——自性，重构为有序、完整、平衡的状态。此神话作为一个连续、动态的整体意象，按"先偏阳再移阴最后中和"轨迹呈三阶段心理能量流转的自性化旅程，对应着荣格的自性化阶段 1、3 和 4。阳对应荣格自性模式中的"自我"，阴对应"异质"，中和对应"自性"。意象叙事中虽没有直接描述荣格自性化中聚合阴影的阶段，但夸父的"阴影"隐含于"不能衡量自己能力"的评价中，此评价间接表达夸父不知自身"有限性"——未被意识到的阴影面。在临床中，面对、承认自我"有限性"并与之相处是整合自我情结的必经之路。

五、个体意识与无意识的表达：临床个案的探索

夸父逐日包含着丰富强烈的情绪体验：追日时的渴望、激动、兴奋、希望，寻大泽时的焦虑、痛苦、绝望，死亡的创伤性体验。此神话包含的意象易唤醒来访者的感受；意象的多义性、模糊性可使来访者矛盾、复杂、丰富的心理内容得以表达、投射、整合。神话表征与象征的心理内容所具有的临床工作价值，对于治疗师来说在于识别、评估、理解、解释来访者的心理内容及其意象呈现；对于来访者来

说，一方面借助神话象征物将无意识意识化，另一方面通过感受象征物而能得意而忘象，有利于收回投射，整合与发展个体心理内容。

下面将用个案说明临床工作中的当代个体夸父神话。进行沙盘游戏的来访者，通过用夸父沙具构建的外部客观"世界"表达他自己的故事，象征其内部世界——个体意识与无意识的心理内容。由此，来访者获得自我认知、疗愈的可能。

个案 T 先生，一名 40 岁男性，创业、婚恋、孕子多次受挫，来访前七个月内妻子第二次意外流产，后离婚并且投资失败，产生抑郁、无意义无价值感，有自杀想法，并伴随终日无力与入睡困难等躯体症状五月余。

来访者在头两次治疗中充满愤怒，谴责世风败坏、贬低别人，自恋并饶舌地谈论他自己的"高贵出身、高尚品格"，回避现实处境，不愿去谈论和感受。在第三次治疗时，他由夸父沙具心生感觉，创作沙盘作品（见图 3-23），并讲述他的神话：

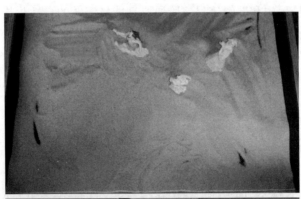
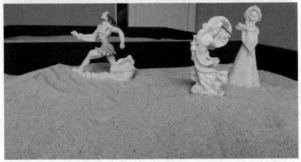

图 3-23　T 的沙盘作品

夸父有一天离开家，把妻子留在家中苦苦等待。他跑啊跑，越过沙漠、高山、险壑，历经千难险阻，只为了去追赶太阳。他不知道能不能追到，可能永远都追不到。他觉得很累很累，也许有一天他太累了，不想追了，于是掉头回家。但现在，他必须奔跑，去追逐可能得不到的东西。应该说，也许能追得到，也许注定失败。

T凝视着夸父，感受了一会儿。他说自己的状态就像夸父，追求财富与爱，同质于夸父追求太阳，是为了获取更多的能量与成就。他说他追求爱与亲密，却总遇到自私冷酷、虚荣好财的女人；追求财富，却总遇到道德败坏的竞争对手和恶劣的商业环境。追得那么苦，不但一无所获，还满身伤痕、满心痛苦，十分绝望，困顿贫乏。他觉得自己身体的软弱无力正如夸父的疲累。T以夸父为媒，感受、体验到自己绝望与疲累的心理困境。

"感之于心，应之于手"（申荷永，2004），来访者心理内部主观内容由外部客观物表达，并意识化地呈现给自己去体验与领悟，那些激烈情绪和冲突通过这种有形物的表达，承受与面对起来并不那么困难了。沙盘游戏使T被压抑的无意识内容涌现出来，与意识沟通。夸父象征物唤醒了T的感受，沙盘提供了创造性表达的容器，使T面对客观现实处境和主观心理状态，并在其中体验、体会、感悟。T问：自己到底能追求到目标吗？假如求不得，追求的意义何在呢？停顿片刻，T忽然有些兴奋地说："夸父最大的收获应不在于得到目标，而在于追寻过程中遇到的人、风景、事……"T形成了抵抗抑郁的新防御方式，因此感到恢复了一些元气。

沙盘中有两个女性形象，被T称作妻子和嫦娥。T说："妻子对夸父关心备至，她一直在家里守候，等待着夸父回家，看到他在外面太累的样子，常常会说，'累了就回家吧'。虽然夸父离开家令她很孤单，但她仍然默默支持和思念着夸父。"治疗师问T："那么夸父会回家吗？"T说："会的，在他实现目标的时候，不过，也许是当他病了的时候。"T自嘲道："现在许多中国人前半生用命换钱，而后半生用钱换命；前半生在外打拼，后半生在家养病，不得不回家。"T 对嫦娥体验到的是负性情感，他认为嫦娥私自偷吃王母给后羿的长生药，背叛抛弃了丈夫，自私无情、虚荣，而这样的女人到处都是。可见，他将"妻子"作为心灵内在理想化女性/母性的投射物，把嫦娥作为内在阴影/负性女性的投射物。另外，T 又谈到，夸父追日代表"太阳"（阳极盛），而嫦娥奔月代表"太阴"（阴极盛）。此沙盘作品有三个对立冲突：一是离家夸父的阳刚外向与守家妻子的阴柔内向；二是夸父的阳与嫦娥的阴；三是妻子温顺贤淑的正向特质与嫦娥冷酷虚荣的负向特质。

中国文化"阴阳交感生万物"之说，是指阴阳二气感应而交合，对立中发生相互作用生成万物。借此智慧，T 如要从绝与困的心理状态中获取生机，需要以转化冲突与对立为前提。沙盘中的对立即是其冲突的呈现，可当积极资源使用。治疗师邀请 T 去感受对三个形象的情感，去体验三种对立冲突间的张力——阴阳互荡的张力。治疗师向 T 提供了容纳张力的治疗空间，使之在 T 的意识可承受范围之内。这很可能成为 T 转化的动力，促进 T 的心理变化。

在之后的治疗中，T 报告某天"灵光一现，意识到之前我总看到别人的问题，其实是我的问题；我不应强求别人按照自己的价值观为人处事，我有我的选择，别人也有别人的选择；而当这么想后平和很多，愤怒减少"。"灵光一现"如禅宗所讲的顿悟，这似一种无意识送达到意识的礼物。"心理分析与中国文化的基本原理是《易》之感应心法……一旦由'感'和'应'合成为感应，那么就有了一种超越功能。"（申荷永，2009）T 的顿悟或许缘于第三次治疗，建立了无意识、沙盘作品、意识间的相互感应，通过感受阴阳对立张力而超越，从而打开意识收回投射之门，再应验于心灵的转化与变化。

神话意象作为远古遗痕存在于个体心理结构的文化无意识中，意味着它有可能涌现到个体的无意识、意识中发生作用。撰写此文时，我[1]偶遇的一个梦象材料支持了这一点。一名 22 岁大学生，想到死亡

---

① 指本章作者之一郭芮彤。

就胸闷、呼吸急促，几近昏厥，一天数次，医院诊断惊恐发作，未用药。经历了 21 次心理治疗后，梦见骷髅与桃树——象征死亡的骷髅，以及象征灼灼生命的桃树，恰是夸父身死化为桃林的转化意象。治疗师和来访者之前从未谈及夸父神话，此梦之后，惊恐症状消失。该梦象（见图 3-24）或许可视为一种转化象征——从文化无意识中汲取心理营养。

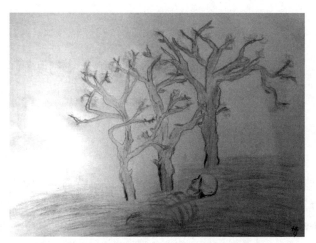

图 3-24　转化的象征：一个来访者的梦象

　　"沙盘游戏治疗中的语言是从宇宙或原型透过文化到个人的一条连续线。"（布莱德温，麦克寇德，2010）本章试图通过对神话、文化中的象征及临床案例中来访者沙盘象征的理解，让读者对这条连续线有直观、清晰的认识和了解，同时体会到沙盘游戏语言的丰富性。

第四章　初始沙盘的意义及临床实务

第一节　初始沙盘的意义与理解

一、初始沙盘的定义

在沙盘游戏及其分析治疗的过程中，初始沙盘（initial sandtray）具有十分重要的意义。一般而言，来访者在沙盘游戏治疗过程中完成的第一个沙盘称为初始沙盘。任何的初始经历都具有令人难忘的体验。由于是初次体验，因而总是能引起来访者直接与本能的反应。初始沙盘就如同心理分析中的初始的梦一般，具有十分重要的意义。卡尔夫在构建沙盘游戏治疗体系的早期，便注重初始沙盘的意义和作用。她认为初始沙盘能够反映出来访者所带来的问题的本质，能提供治疗的方向以及治愈的可能等重要信息，能够启发沙盘游戏分析师的工作，能够促进整个沙盘游戏过程的发展（引自高岚，申荷永，2012）。

二、初始沙盘的理解

1966 年，卡尔夫发表了她关于沙盘游戏的第一篇论文《原型作为治愈的一个因素》（The Archetype as A Healing Factor）。在这篇文章中，卡尔夫提供了一个 9 岁男孩的个案，对他的初始沙盘进行了分析。这个男孩在沙盘左下方摆放了被栏杆围着的房子和一个在旁边游泳的男孩，栏杆把旁边的绿树——无意识能量的象征隔开。卡尔夫指出这个男孩的问题在于他觉得这个世界充满不可克服的困难，这种观念导致他无法意识到自己的天分。卡尔夫以积极的态度对待这个沙盘，认为所出现的绿树可能象征着无意识的治愈能量。她在文章里强调：初始沙盘为分析师提供了治疗方向，因为它经常会在象征中为分析师提供很多信息，例如关于来访者的问题本质、治疗的预后以及治愈将如何出现等等。

卡尔夫（Kalff，1991）指出，沙盘游戏的治疗过程是一个无意识逐渐展开的过程。初始沙盘通常都是更加接近意识层面的，但是，初始沙盘也会反映一些问题。卡尔夫说，分析师必须重视自己对沙盘的第一感觉。她相信，初始沙盘给我们呈现了下列信息：

（1）来访者对于沙盘游戏治疗的感觉和态度。

（2）来访者的意识与无意识的关系。

（3）来访者所面对的个人问题和困难。

（4）帮助来访者解决问题的可能途径。

卡尔夫对沙盘游戏有丰富的治疗经验，对象征性语言有深刻的理解。她的沙盘游戏理论融合了荣格分析心理学和东方哲学，再加上她本人的天赋和直觉，使得她能够从沙盘中解读来访者的心灵和心理状态。在这种解读中，她对来访者的无意识能够理解、接纳，能与来访者产生共情。要想理解一个沙盘，特别是一个初始沙盘，分析师必须具备深厚的理论功底和良好的专业素质。

哈里特·弗里德曼（Harriet Friedman）是卡尔夫的学生，美国沙盘游戏治疗学会（STA）的奠基人和前任主席，资深沙盘游戏分析师。她跟卡尔夫一样很强调初始沙盘的重要性，她提供了初始沙盘的分析思路。她认为，分析师首先要感受来访者的初始沙盘，体会自己对这个沙盘的感觉如何。接着，她建议分析师可以从以下几个问题入手分析初始沙盘：

（1）沙盘的能量点在哪里，哪里是来访者能量积聚的地方，或者说，沙盘的哪个区域显得比较有生气？

（2）沙盘的问题表现在哪里，是通过什么来呈现的，沙盘的哪个地方显得局促不安？

（3）沙盘中呈现了什么样的群体和组合？

（4）在沙盘中表现了什么类型的问题？

（5）沙盘里面有没有呈现出提供帮助的能量来源，包括各种移情和无意识的内在生命能量？

（6）沙盘的主题或者基调是什么，就像一幅画、一首歌的基调，是哀伤还是愉悦，是热闹还是孤独？

当询问完这几个问题后，分析师要继续询问自己：

（1）来访者的问题是什么，也就是说，你从来访者的初始沙盘中发现他的问题是哪一类？

（2）来访者可能用什么方法来解决问题？

（3）来访者的初始沙盘是否呈现出了他的无意识，来访者与无意识的关系怎么样？

三、初始沙盘与面具沙盘

一般来说，来访者的初始沙盘都会呈现比较多的问题，可能表现为混乱、无序、分裂、空旷、阻塞或者缺乏沟通与能量等等。但是，有时候，来访者初始沙盘会很漂亮，通常我们称之为"面具沙盘"（a persona tray）。出现面具沙盘可能是因为来访者在此时还未能充分感受到自由和保护的气氛，所以，他的问题还不敢暴露出来。不习惯、不自由、不安全、不信任都是出现面具沙盘的原因。这个时候分析师要考虑这个沙盘是不是面具沙盘，而不能因为沙盘表面的"和谐""漂亮"而认为来访者不存在问题。

卡尔夫说，初始沙盘可以呈现来访者对治疗的感觉。如果来访者呈现给分析师的是一个漂亮的"面具沙盘"，那么在很大程度上可以说来访者对分析师还不信任，还不能完全进入治疗的气氛中。来访者只是把他要给分析师看的某一些好的人格部分呈现在沙盘上，而把他真正的问题藏起来了。这还表现在来访者不会自由地玩，只会把漂亮的沙盘摆给人看。有时候，沙盘游戏变成一种任务，这种情况也常见于一些被动接受治疗的来访者。

然而，就算是面具沙盘，敏锐的分析师还是可以从中找到分析的途径和内容的。通常，随着良好治疗关系的建立，来访者会逐渐"放松"下来，逐渐脱下"面具"，进入更深层的无意识，并且让无意识自然地呈现在沙盘中。或者，来访者表现内在问题的真正意义上的"第一个"沙盘要在足够安全、自由和保护氛围下才会出现。而分析师的任务就是营造这个氛围，让来访者把问题表达出来。问题一旦得以呈现，心灵的自我治愈功能也就同时启动了。

第二节　初始沙盘的临床诊断研究

沙盘游戏主要是作为一种心理治疗途径，同时也有研究者用标准化的投射方法对沙盘游戏的临床诊断意义进行探讨和验证，这些实证研究丰富了沙盘游戏的理论。下面介绍在沙盘游戏发展历史中主要的实证研究。

一、劳拉·露丝·鲍耶与沙盘实证研究

劳拉·露丝·鲍耶（Laura Ruth Bowyer）一开始使用洛温菲尔德的世界技术作为临床治疗技术，后来，她对该技术进行了系统的研究和介绍。在《洛温菲尔德的世界技术》一书中，鲍耶（Bowyer，1970）介绍了该技术的发展历史，包括其在人格诊断、心理治疗和各种研究中的应用，并且将世界技术与其他的投射方法做了比较。

鲍耶在此类"小模型"测验中加入了对沙子这个元素的研究。她对沙盘的评估确立了五个标准：（1）沙盘面积的使用；（2）攻击主题；（3）控制性和统一性；（4）沙子的使用；（5）内容。

鲍耶让 76 名被试至少做三个以上的沙盘，这与前面的研究者不同，以前都是只做一个沙盘。这些被试的年龄从 2 岁到 50 岁，其中

儿童 50 名，成人 26 名。包括正常的被试（没有接受心理治疗的普通人）和非正常被试。除了区分正常与非正常之外，鲍耶在研究中还主要考虑了以下两个因素：年龄和智力对沙盘的影响。

鲍耶认为，有三种情况的出现可能说明该被试需要进行治疗：(1) 被试的沙盘特征不符合其心理年龄的发展阶段；(2) 被试有意识地用与问题有关的材料；(3) 沙盘中出现了某些特征，如空洞的沙盘、混乱的无组织的沙盘、攻击性的沙盘、过度防御的沙盘和人物缺失的沙盘。

为了找出年龄和智力因素对沙盘的影响，鲍耶对 216 名 IQ 从 17 到 88 的儿童和成人被试进行了沙盘测验，将他们的沙盘与正常被试的沙盘做比较。她还把测验的结果与比奈和韦氏智力量表的结果做了相关分析，结果发现，两者之间有显著相关（引自 Mitchell & Friedman，1994）。

二、其他国外学者的研究

藤井（Fujii，1979）对沙盘游戏技术的诊断信度提出了两个问题：(1) 沙盘游戏技术是否可以区分出不同团体，比如小学生、中学生、行为偏差儿童和情绪困扰儿童等？(2) 沙盘游戏技术的重测信度如何？

藤井有四组被试，包括小学生（12 岁）、中学生（13～14 岁）、行为偏差儿童（13～15 岁）和情绪困扰儿童（10～12 岁），每组被试为 5 人。每个被试做两个沙盘，中间的时间间隔为 2 到 4 个星期。当沙盘完成后，拍照存档。

沙盘照片的分析工作由 10 个评价者完成，其中 5 个为有经验的沙盘游戏治疗师，5 个为没有沙盘游戏临床经验的教育心理学专业大学生。研究结果显示：5 个有经验的沙盘游戏治疗师根据对沙盘照片的分析，在一定程度上能够把被试归入其所属的团体（$p < 0.05$）；所有的评价者在一定程度上能够把同一被试不同时间所做的两个沙盘进行正确的匹配（$p < 0.01$）；而且，沙盘游戏治疗师的判断准确性要明

显高于没有经验的大学生评价者（$p < 0.05$）。

藤井的研究结果显示，沙盘游戏具有一定的诊断效度和信度。特别是对于有经验的沙盘游戏治疗师来说，沙盘游戏不仅是一种有效的治疗工具，还可以作为一种有效的诊断工具。

琼斯（Jones，1986）将沙盘游戏诊断和皮亚杰的认知结构发展理论联系起来，制定出自己的一个沙盘计分系统。根据这个计分系统的得分，琼斯把不同年龄（发展）阶段的被试按得分划分为五个发展阶段。通过对 185 个被试（年龄从 11 个月到 18 岁）的第一个沙盘的计分系统进行分数统计，琼斯认为各个发展阶段的被试在沙盘中所表现出来的情况与皮亚杰的认知结构发展理论有着一致的发展规律。

三、国内学者的研究探索

近二十年来国内也有不少关于初始沙盘临床诊断的研究和探讨。例如，蔡宝鸿（2005）采用 Conners 教师用评定量表筛选出 28 名行为问题小学生作为行为问题组，37 名非行为问题小学生作为对照组，两组均进行沙盘游戏。采用初始沙盘特征编码表进行编码和计分。对计分结果进行差异比较和回归分析。结果发现与正常儿童相比，行为问题儿童的初始沙盘呈现出更多的创伤主题特征、更少的治愈主题特征。研究也建立了对多动倾向儿童具有中度解释水平的初始沙盘特征回归方程，分析了"混乱""分裂""限制""死亡"等四个具有一定诊断意义的创伤主题特征。

李江雪等（2009）以沙盘游戏为工具探讨边缘型人格障碍（borderline personality disorder，BPD）患者独特的内心世界，并尝试总结其初始沙盘具有诊断意义的特点。其研究结果发现：BPD 患者的初始沙盘中最典型的特征是分裂、奇异呈现和边界问题，经常出现的创伤主题是隔离、限制和威胁；BPD 的病理特点和防御机制可以在沙盘中很清晰地表现出来。

谭健烽等（2010，2012a，2012b）采用症状自评量表（SCL-90）

筛选出心理症状阳性的 73 名大学生为实验组，36 名非阳性大学生为对照组，采用沙盘作品编码表对初始沙盘作品进行信息编码。结果发现：（1）在沙具的使用情况方面，心理症状阳性组武器类沙具的使用显著多于对照组，人物、建筑物、交通工具、植物、生活用品类沙具的使用显著少于对照组。（2）在沙盘作品描述性特征方面：心理症状阳性组在对沙的态度、有无蓝色露底、是否使用桥、自我感觉是否满意、自我意象是否在其中、场景类型上与对照组比较呈显著性差异。（3）在沙盘主题特征方面，阳性组显著多出现混乱、空洞、分裂、限制、忽视、受伤、威胁、妨碍等 8 个创伤主题，显著少出现整合、流动、深入、抚育、能量等 5 个治愈主题。进一步的研究也表明，强迫症状人群、抑郁症状人群、躯体化症状人群、焦虑症状大学生的初始沙盘在沙具使用情况、沙盘空间领域使用、沙盘主题特征等维度有特征表现，初始沙盘具有临床心理评估的功能和价值。

王绍宇和李英（2013）发现拥有人际关系问题的大学生在沙盘中对动物、人物、武器类沙具的使用要少于对照组；沙盘作品空间领域左下和右下两个方位使用情况差异显著，症状组对这两个方位空间的使用显著少于对照组；在场景类型和来访者是否对沙子进行改变两方面，症状组显著少于对照组；在主题呈现方面，症状组多出现空洞、忽视两个创伤主题，较少出现流动和能量两个治愈主题。但是，变化的治愈主题却比对照组学生出现得更多。

而在社区服务的应用方面，牛娟和赵建新（2015）则对社区服刑人员的初始沙盘进行了特征分析。他们的研究发现，社区服刑人员的武器类沙具使用多于对照组，沙具总数、人物、建筑、交通工具、植物、生活用品、自然元素、其他显著少于对照组；多混乱、空洞、分裂、限制、受伤、威胁和妨碍的创伤主题，少流动、深入、抚育、趋中的治愈主题；多使用桥，少见蓝色底面，自我像较少，主题场景多为家。

第三节　临床应用：城市社区老年人的初始沙盘分析

当今社会老年人在家中离世多天无人发现的消息频频见报，引起了全社会对老年人的关注与反思，尤其是城市社区老年人。相较于熟人社区的农村，周围邻里间有个相互照应，城市社区则是个陌生人社会，一进家门，都不知道隔壁住了谁，缺少了一些关爱。老年人窘迫的生活状况，除了有社会因素的影响（应该给予他们更多照顾与便利），还有家庭的因素（子女要注意同时满足老年人的物质需求和精神需求）。但老年人与子女间存在的年龄差距，造成了彼此间的沟通障碍，特别是年轻的子女难以理解年长的父母。此外，生理机能逐渐衰退的老年人，是否依然可以发挥主观能动性？如果可以，该怎么做？沙盘游戏作为一种三维的易操作的心理投射工具与心理治疗工具，可以使老年人的心理状况更直观地呈现出来，被我们所认识与了解。为多方面满足老年人的需求和提供多元化的服务，一些城市社区内配备了沙盘游戏室，可是使用率较低，对老年人使用沙盘游戏的工作模式还未建立起来。

老年人由于生理机能的衰退以及生活节奏的变化，容易与社会脱节。在今天现代化程度较高的城市，老年人的生活需求容易得到满足，但我们对老年人的心理状况的关注度则有待提高。沙盘游戏具有简便易操作的特点，老年人可以快速上手，创造出属于自己的心理图画，除了有完成一幅作品的成就感和满足感，在游戏过程中的倾诉和表达，也使他们感到舒心。

一、荣格的老年发展心理学理论

荣格对人的生理和心理发展都提出了自己的看法。在生理发展方面，他提出了生命发展阶段论，把生理发展的轨迹描绘为"太阳早上升起、中午当空、下午降落、夜晚完全落下"的图像。在心理发展方面，荣格则将心理的生命周期分为两个阶段：前半生和后半生。前半生，主要是形成各种社会角色和发展自我的阶段。当婴儿的意识从无意识中开始浮现，也就像早晨的太阳刚刚升起，接着就是身体成长、大脑成熟、学习能力提高，自我的力量与能力也开始发展。这时，婴儿能够把自己的身体从与外界世界的关系中区分开来，主客体区分，"我"逐渐成形。与此并行发展的，便是其心理从内在的无意识母体中分离出来。因此，前半生发展的主要任务是自我与人格面具（社会角色）的发展，以便达成个人生存、文化适应与担负养育子女责任的目的。这种对外界的不断适应基于"母婴原型模式"以及后来的"英雄"模式。在所有的文化中，都期待和要求年轻人获得自我发展，适应社会，即合格的社会化，成为"英雄"。正是在这样的原型意象模式指导下，儿童才一步步成长为一个适应社会的成人（Neumann，1963/1973）。

在人的后半生，心理层面的主要任务是自性化。相较于前半生生存技能和社会角色的发展，人的后半生更注重心灵的发展。自性化，是荣格用来说明心灵发展的术语。他对心灵发展的定义是，成为一个通过整合而颇具特色的个人，一个不可分割的整合的人，也就是成为那个原本就潜存着的完整的、和谐的人。荣格将自性在心灵结构与意识中的浮现过程称为自性化（引自 Staude，1981）。

按荣格的发展模式，人在儿童期自我就已经出现；而到了老年期，自我已经很稳定地建立起来了。人格的发展是毕生的，自性化历程的开启与发展，是人的后半生发展的主要目标。简言之，荣格认为，一种内在的新的发展过程开始于人生中期，它较之前半生已经特征化，给后半生以不同的特质。

荣格将一生比作太阳一天运行在水平线上所画出的弧线（见图4-1）。像太阳从水平面升起，出生就是我们从母亲的子宫中显现，通过儿童期的生长，再经过青春期的转折进入成年早期。在生命中点，伴随着进入成人中期的另一发展性的转折的出现，我们步入后半生。当我们步入老年时，我们面临另一转折，这是一种和青春期相平行的人生后期的转折。这样，荣格就把人的一生划为四段。在他的著

沙盘游戏疗法案例与应用

述中，对于儿童期和老年期叙述得不多。他的主要兴趣是成人的中期，特别是关于人生中点转折的动力以及它的结果和潜能对于后半生创造力和整体性的作用。

荣格发现，在人的后半生，精神性的、文化的价值日益重要，特别是当一个人的机体的能量、能力开始衰退，开始失去朋友和家中成员时，尤为如此。他相信"一种超出了纯粹自然人和他尘世的存在的精神性目标对灵魂的健全是绝对必需的"。这种精神性目标为我们提供了一个"阿基米德点，只有这样，将世界从其精神失调中解救出来，从自然状态进入一种文化状态，才是可能的"（范红霞 等，2006）。

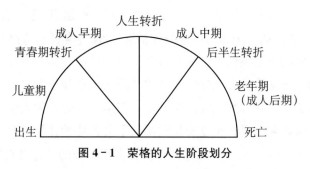

图 4-1　荣格的人生阶段划分

二、初始沙盘在城市社区老年人中的适用性

在荣格的生命发展理论中，人的后半生的主要任务是自性化，即自性在心灵结构与意识中的浮现，这是一种自然的过程。人过中年后，事业有成，空闲的时间多了，曾经忽略或是被压抑的记忆或情绪便会浮现出来。这些被忽略、被压抑的记忆或情绪，往往是消极的、我们难以面对的。虽然这种浮现在我们的内在心灵反复运转，使得心理压力的难受感不断加重，但我们可以通过外在的事物将其表达出来，为我们所见，让外在的事物帮忙分担承载一部分。沙盘就是一个很好的表达容器和载体。老年人的生理机能衰退，传统的表达方式如语言、绘画、舞蹈等，都具有相当的技能要求，并不适用于所有的老人。而沙盘游戏通过来访者触碰沙子、摆放沙具，把无形的心理事实

以某种适当的象征性方式呈现出来，操作简单，具有一定的趣味性，对老年人来说也有一定的新奇感。城市社区也具备配备沙盘游戏室的能力与条件，老年人在社区内就可以"玩"沙盘游戏，很方便。

三、沙盘游戏工作对象基本情况

在以下沙盘游戏案例中，工作对象是佛山市某街道的常住老人，共有 36 人（佛山本地人为 23 人），其中有 24 名女性和 12 名男性，年龄为 60～87 岁。有 34 人完成了初始沙盘，2 人没有完成初始沙盘。

老人的平均年龄为 70.4 岁。他们的婚姻状况只存在在婚（79.4%）和丧偶（20.6%）这两种情况，他们均表示自己这个年代的人对婚姻的态度很保守，很少出现再婚的情况。学历程度方面，有 17.6% 的人是从来没有上过学，38.2% 的人为小学学历，20.6% 的人为初中学历，17.6% 的人为高中学历，只有 6% 的人为大学学历。居住情况方面，与配偶合住以及与配偶和子女合住的比例最高，分别为 41.2% 和 29.4%。67.6% 的老人是没有宗教信仰的，有宗教信仰的主要集中在佛教和民间信仰上，比例分别为 23.5% 和 9%。至于自理能力，除了有一位老人患有帕金森病，其他的老人都还不错。老人的睡眠状况总体不错，有接近 50% 睡眠状况比较好和非常好，32.4% 睡眠质量一般。做梦频率方面，有 20.6% 每天都做，29.4% 一周两三次，23.5% 两周一次，14.7% 一个月一次，还有 11.8% 基本不做。

在老人做沙盘的过程中，分析师在旁静静地陪伴和给予老人积极的关注。老人完成沙盘后，分析师陪伴其一起体验沙盘场景。时间到了或老人准确表达希望离开时便结束沙盘游戏。

四、老年人初始沙盘沙具分析

（一）老年人的内在儿童：传承和自性化

儿童形象的沙具是被老年人使用得最多的。沙具架上最吸引老年人眼球的就是儿童形象的沙具，尤其是做运动姿势的儿童形象沙具。老人们都说这孩子很可爱，运动挺好，有利于健康，这似乎是对老年人的一种心理补偿。老年人的生理机能在衰退，运动和健康是他们美好的向往，做运动的儿童形象沙具使他们获得满足，同时也流露出对年轻一代的喜爱。沙盘中的儿童都是在快乐地玩耍并有人陪伴或照料的。儿童是老年人生命的延续，老年人在精心呵护儿童健康成长。荣格的集体无意识层面就涉及了内在儿童的原型。

儿童象征着开始于各种可能性（Lexikon，1986），或者潜力的具体化表现（Cooper，1979）。"儿童"代表了每一个人身上最强烈、最不可避免的强烈愿望，也就是实现自我的强烈愿望。可以说，它装备了所有的天性和本能的力量，是无法去做其他任何事情的体现。自我实现的强烈愿望和强迫冲动是自然的法则，因此是无法征服的力量，尽管在开始之时，它的影响可能是微不足道的。儿童也代表着天真与单纯（Cooper，1979）。"儿童"是真诚的，中国人常说返璞归真，这个"真"就是真诚、纯粹，不是虚假的。老年人的内在儿童原型在生理机能退化以及社会地位变化的情况下被激活，使得他们可以开始"看到"自己心里的"儿童"，并去关注"他"，倾听"他"的真实，逐渐回归到生命的本质。

对于荣格来说，儿童原型是成人人格的引导下一个活生生的力量。通过儿童原型，人格的品质是统一的，新的可能性是能够出现的。儿童在人类的心理成长中扮演着重要的角色，不仅因为每个人都会经历儿童时期，还因为人们会带着一个内在儿童进入成年，儿童原型将会贯穿人的一生。作为一种象征和诗意的现实，内在儿童出现在我们的想象中、我们的梦中、我们的艺术中以及遍及世界的神话中，代表着更新、神性、对生活的热情、奇迹感、希望、未来、发现、勇气、自发性和不朽。因此，内在儿童是团结的象征，将个体人格分开或解离的部分汇集在一起。内在儿童兼具现实性和象征性。它是人的灵魂，通过生命的试验创造了我们的内心。它也是自我的初始意象，是我们个体的非常中心。如果一个人要获得完满的自我，意识到自己内心的这一面是至关重要的。获得完满自我的过程被荣格称为自性化，它是涉及人格成长的一生的发展过程（Samuels et al.，1986）。老年人的内在儿童正是这样一股自然涌现的引向自性化的力量（见图4-2）。

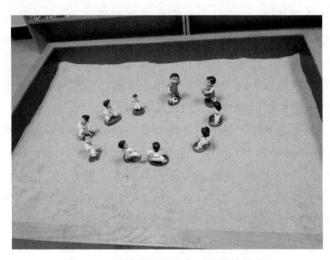

图4-2　冯姨的初始沙盘（围圈的儿童）

（二）老年人的心桥：连接、智慧与超越

"桥"这一沙具，在老年人的初始沙盘中出现次数排在第二位。桥不是天然存在的，而是人类创造的，所以在古文字中的基础汉字里，没有"桥"这个字，直到"桥"被造了出来，才造出了相应的字。《说文解字·木部》云："桥：水梁也。从木乔声。""桥"本义为架在水上或空中以供通行的建筑物。桥的基本功能是连接，两个地方有了桥，交通距离就会大大缩短，因此也可以称之为"捷径"。从心理层面上来看，心中的桥，在社会心理中意味着人与人之间的情感交流，而在个体心理中则是心灵结构间的连接，尤其是意识与无意识的连接。从前难以到达或沟通，甚至是隔绝的两地，有了桥，就可以相互融合，共同发展了。这种沟通和融合是带有主动性的，因为桥是人造的。老年人心中的桥也带有整合的意味（见图4-3）。桥所连接的两端往往具有不同的风景，如果你住在桥的一边，桥可通往一个全新的地方，反过来，则可以回家。在广东地区，长辈和晚辈的沟通交流中常会出现这样一句话："年轻人，我过的桥可比你走的路要多。"这显示出了老年人的智慧所在，知道许多年轻人所不知的生活"窍门"。正如荣格所说，智慧，依照传统说法是老年人的美德（引自奇南，1998）。沙盘中的桥，也可看作老年人智慧的显现。

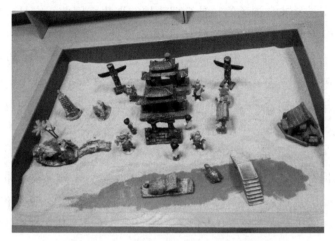

图 4-3　李叔的初始沙盘（整合的桥）

老年人在使用"桥"这一类沙具时，都会不自觉地说："在桥上看风景，这桥放这挺好看的。"这和卞之琳写的"你站在桥上看风景，看风景的人在楼上看你"这两句诗有相似之处。桥本身已成为风景，而不再单纯是一个工具，站在桥上可以看到两岸的风景，还可以看到桥下的溪流。驻足桥上，仿佛一切都慢下来了，犹如人的心灵也慢了下来，不前进，也不后退，就在那里，欣赏此刻的风景，活在当下。"桥"这一意象，给老年人带来的是一种美的享受，超越了桥的功能性，升华为心灵的内在感觉。

（三）老年人的灵性：精神的追求与内心的平和

老人们认为是祈祷对象的沙具都属于灵性沙具，灵性沙具的使用情况仅次于儿童和桥。灵性沙具的出现，意味着沙盘里存在着灵性的主题，是治愈主题中的一个重要组成部分。灵性（spirituality）的呈现形式是指出现宗教或精神性质的沙具。在荣格看来，这些类型的沙具都是神的意象（God-image）。在心理方面，荣格假定一个神的意象的现实作为统一和超越的象征，能够结合异质精神碎片或极化对立统一（Samuels et al.，1986）。与任何意象一样，它是一种精神的产物，区别于它试图代表的对象和它所指的对象。神的意象指向一个超越意识的现实，是非常神圣的，是心理能量的聚集。因此，它是整体的意象。"作为最高价值和最高统治的精神层次，神的意象有直接关系，或等同于自性。"（Jung，1951/1969c）荣格认为这是人格的秩序原则，反映了个人潜在的完整性，促使人们认真生活和寻找生活的意义。老年人的初始沙盘呈现了灵性沙具，神的意象及内在的自性得以具体化，心理对生活中所历经的一切进行了整合。

今年74岁的潘姨一走进沙盘游戏室，便觉得心慌，简单交流后，得知她信奉佛教，分析师便告诉她可以到沙具架旁去看看，那里也许有她要找的东西。当她将一尊盘腿佛像放到沙盘里时，感觉整个人松了一口气，接着又去找了几个佛像，最后放了圣母（其实她想放的是观音，但沙盘游戏室里没有观音的沙具，就以圣母作为观音）。她完成沙盘（见图4-4）后，看着这五个灵性沙具，渐渐地放松了，开始主动地讲述自己的故事。她原本有三个孩子，二儿子在年幼时病逝了，潘姨对他有思念也有愧疚。丈夫是当兵的，曾上过战场，虽说消灭的是敌人，但也是杀人，心里有罪恶感，现在全家都吃素，感觉比较平和。

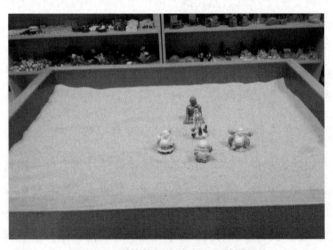

图4-4　潘姨的初始沙盘（灵性涌现）

五、老年人初始沙盘场景分析

老年人的初始沙盘中出现得最多的是非现实场景。老年人建构的非现实场景大多只有人物沙具（如图4-5、图4-6所示），有的人物面对面站立，有的围成一圈，有的整齐排列，面对着来访者自己，具有一定的仪式感。这些呈现出来的内心的场景，反映的正是人在老年阶段，心灵从向外探索转向内在发展的过程。

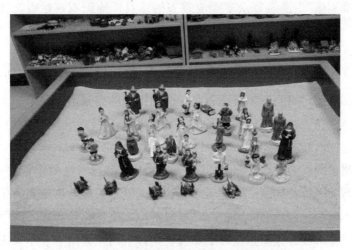

图4-5　杨姨的初始沙盘（非现实场景）

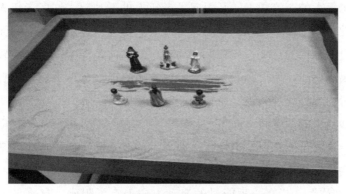

图4-6　王婆的初始沙盘（非现实场景）

六、老年人初始沙盘主题分析

（一）老年人初始沙盘创伤主题：空洞、威胁与妨碍

老年人的初始沙盘中出现的创伤主题较少，"空洞"主题出现得最多。"空洞"意味着空虚和无所适从。在意识层面上，沙盘游戏对于老年人而言是新鲜的事物，一进到沙盘游戏室，第一句话就是"我什么都不懂"。面对着众多摆放整齐的沙具，他们不敢触碰，害怕会弄乱，给大家添麻烦，刚开始都只是坐着看看，将沙具拿起又放下。反映在无意识层面，则是一种孤独感、疏离感和无意义感。

老年人往往会在生活中从对现在和过去的对比中感到失去原有的依靠和期待，突然发现自己和所生活的世界都变得陌生起来。尤其现代社会眼花缭乱、变幻莫测的各种可能性，以及后现代文化的兴起，更使他们对眼前的生活和人生的意义感到迷惘。

当前的许多老年人是在计划经济体制下度过自己的全盛时期的，已经习惯了那种体制下的生活方式和分配制度，面对快节奏的生活方式和不断变化的社会环境，一时难以适应。全球化趋势下，竞争意识不知不觉形成并逐渐强化，子女因负担过重而无力给予老年人很好的关怀和照顾，可能使老年人萌发被遗弃感。同时，子女们忙于工作导致与老年人的交流减少，又引起了老年人的孤独感。许多老年人所掌握的技能由于社会飞速发展而显得过时，事物快速更新使他们无法体会到自己存在的意义；社会平等的理想渐渐向根深蒂固的老年领袖思想提出了挑战，使很多老年人干脆放弃了自己的创造本能，对自己存在的价值感到悲观失望（蒲新微，2014）。

沙盘中的"威胁"大多与动物有关。在心理分析中，动物象征着本能，来源于无意识。老年人在心理上的"威胁"似乎主要是来自无意识的挑战，也是他们不得不面对的。

"妨碍"是指在心理能量的流动方向上有了阻碍，有来自现实生活条件的妨碍，如每况愈下的生理素质、家庭矛盾等，也有来自心理

层面的妨碍，比如上文所提到的空洞，也许还有性格使然。

（二）老年人初始沙盘治愈主题：旅程与整合

"旅程""趋中""整合"这三个治愈主题是老年人初始沙盘里最为突出的三个主题。"趋中"主题和沙盘结构相关，这一主题将放在初始沙盘结构里讨论，这里只分析"旅程"和"整合"主题。"旅程"对应着"流动"，象征着能量的流动，具有方向性，是有目标的，而非静止的、无方向的。各种交通工具是运输的载体，象征着意识上可控的能量。从荣格分析心理学的视角来看，沙盘中的人物象征着沙盘创作者的各种人格面具。人格面具是荣格提出的集体无意识中的原型之一。动物指向本能的象征。在老年人的初始沙盘中，这些无意识几乎都遵循着两个流动方向，一是从右到左，二是从上往下。在沙盘结构中，一般会认为沙盘从左到右，在时间上分别代表着过去、现在和未来；在意识和无意识层面上，左边是无意识，右边是意识。沙盘从上部到下部，分别代表了意识、个体无意识和集体无意识。老年人初始沙盘中的交通工具、人物和动物的流向，基本遵循着从意识到无意识、从现在到过去的轨迹。他们所展现的场景，也多是对过去生活的回忆。这是一种回归。

荣格主要在三个方面使用"整合"这个术语。一是个体心理情况的描述（甚至是诊断）。这意味着意识和无意识、个性中的男性部分和女性部分、各个成对的对立面、自我和阴影以及意识中功能和态度之间在相互协调发展。就诊断而言，整合是解离的反面。二是自性化的一个替代过程，大概类似于心理健康或成熟。也就是说，整合的过程是自性化的基础，而不是下一点侧重的独特性和自我实现。整合是个性各个方面的聚集，会有一种完整的感觉。三是发展的一个阶段，通常是在第一个层面所提到的各种动力中取得平衡的后半生（Samuels et al.，1986）。

"整合"包含了意识层面的规划和心灵的整合。老年人可以在沙盘中摆出一幅完整的图像，画面构图讲究对称，不会将沙具乱放，都会将它们放在自己觉得合适的地方。老人们依然拥有清晰的思维和组织规划能力。"危险"的沙具，比如蛇，会被放在显眼的地方，给人一种温顺感而非威胁感。荣格曾提出"心理真实"这个概念，以此来表示我们要公正地对待各种独特的心理表现，要予以完整、平衡的把握，而不是把自然与精神、意识与无意识、善与恶等分裂。老年人顺利度过中年危机后，就会公正地对待自己的"心理真实"，变得更为包容与踏实，逐渐去面对自己的阴影，并会将自己心理中的对立双方整合起来，从而达到自性化。老年人的初始沙盘结构，充分体现了他们的自性呈现。

（三）老年人初始沙盘中的自性与回归

城市社区老年人的初始沙盘结构具有两大特点：一是大部分沙具聚集在沙盘中部，呈对称或椭圆形，也就是"趋中"；二是沙具基本面向左边，有从右向左流动的趋势。这也对应着老年人初始沙盘的两大主题——整合和旅程。

沙具聚集在沙盘中部的特征，根据荣格的心理发展理论和沙盘结构的内隐主题，这是老年人自性的显现。荣格使用"自性"这一心理学术语来表示心灵的整体，认为自性既是意识与无意识心灵的全部，亦是心灵的核心。

老年人的心理就是在整合着各种对立两极的事物，包括过去的和现在的、痛苦的和快乐的。住在敬老院的风伯，他的初始沙盘（见图4-7）比较具有代表性：沙具都聚集在沙盘中部，整体是个椭圆形，呈对称分布，中心是一座桥梁，四周对称摆着金鱼、老鼠、公鸡、弥勒佛，还有塔和图腾。动物都向着中心的桥，有一种汇聚在一起的趋势。金鱼是风伯已经去世的妻子喜欢的动物，老鼠在他现居住的敬老院里经常出现。他看到金鱼会想起自己的妻子，聊起她的时候忍不住落泪，但他已经很坦然地接受了这个事实。在沙盘快结束时，他放上了老鼠，聊起了现在的生活，感觉是轻松愉快的。

沙具的整体流动趋势从右向左，也是沙盘两大治愈主题中的"旅程"主题的主要流动方向。乔尔·莱斯-梅纽因与茹思·安曼的沙盘结构都倾向于沙盘从左到右是一个无意识到意识的过程，而从右到左

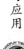

沙盘游戏疗法案例与应用

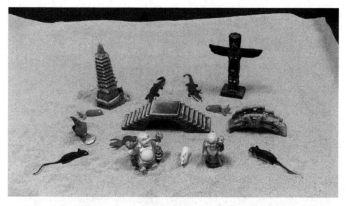

图 4-7 风伯的初始沙盘（沙具趋中）

则是一个意识到无意识的过程。茹思·安曼认为朝左的运动表明退行，或者它们指明能量可能回流到无意识中。这可能意味着回归——回归到无意识，也有可能是回到无意识中，收集那里的能量，为新的目标做准备，开始一个新的进程。

在人的前半生（也就是儿童和青壮年期），沙盘结构特征一般是以沙具从左向右移动为主。到了中老年，心理能量的流动方向则发生了改变。荣格认为前半生的心理成就包括和母亲的分离及强大自我的成就感，这样的成就表明社会地位、关系或婚姻、亲子关系、就业的成就。在人的后半生，重点就从人际关系或外部维度转换到与内心的过程有意识的联系：依赖于自我不得不被与自性的关系所替代；从对外部成功的追求改为对意义和精神价值的关注。老年人正是处在关注力从外部价值转向内部意义的状态，这是一种意识和心灵的回归。

陈伯，今年 80 岁，家就在居家养老服务中心附近，是当地的居民，自出生就住在那里了，亲历了居住地的许多变化。他的沙盘（见图 4-8）呈现的是一个横向的河道，河里有船在自右向左航行，河两边都住着人，两岸的人都是面朝左边的，两岸有一座桥连接，桥上有一对父子在看船。陈伯描述说，这是几十年前居住地的样子，以前这里有很多河道，人们临水而居，现在都变成了水泥大道，河流都不见了。陈伯通过沙盘还原了他以前的居住场景，他的思绪和情感都随着那船舶和河水向着无意识流动。

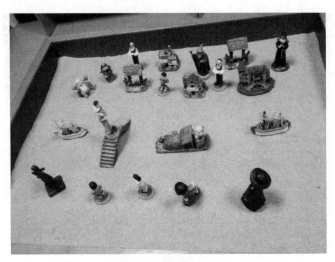

图4-8 陈伯的初始沙盘（沙具从右向左）

七、老年人初始沙盘分析小结

（一）老年人初始沙盘中的心理表达

我们主要对老年人初始沙盘的场景、主题、结构和沙具进行了分析。老年人初始沙盘的创伤主题，主要是空洞、威胁和妨碍，而隐藏主题完全没有出现，反过来也可以认为这是一种裸露。空洞与裸露在某种程度上可视为一体，就是简单的、不复杂的。返老还童，返璞归真，老年人和儿童有许多相似之处，生活上需要被照顾，心理需求也很简单，就是陪伴和被肯定。老年人和儿童的不同之处是，老年人可以相对坦然地接受自己所处的状况，较为理性地面对，儿童则会哭闹，表达自己的不满。

至于整合和旅程的治愈主题，可以与趋中的沙盘结构和从右到左的流动方向相联系，分别代表着整合的自性和旅途的回归。这两者也是一个统一体。自性意味着完满的自我，回归则是找回最初的自我。完满的自我与最初的自我，都是一个完整的人格，区别只在于完满的自我是一个清晰的"我"，而最初的自我是一个混沌的"我"。回归的过程是一点点在回溯，一点点整合所经历的一切，最终走向自性化。

对于老年人的初始沙盘所表达的心理状况，桥、儿童和灵性这三种沙具的意象是帮助理解的线索。以桥为载体，发挥心灵连接、智慧和超越的功能，以内在儿童原型作为动力基础，积极地去整合个体人格分开或解离的部分，呈现神的意象，以达成内在与外在的统一。

无论是初始沙盘的主题、结构还是沙具，都清晰地呈现了老年人的自性化过程。人自中年后的心理发展任务从向外探索转向了向内探索，将外在与内在整合起来。正如荣格所描述的，自性化是逐渐获得完整的自我的过程，是人格成长一生的发展过程。沙盘游戏是以荣格心理学原理为基础的，是运用意象（积极想象）进行治疗的创造形式，是"一种对身心生命能量的集中提炼"。沙盘中所表现的系列沙盘意象，营造出沙盘游戏者心灵深处意识和无意识之间的持续性对话，以及由此而激发的治愈过程和人格（及心灵与自性的）发展。因此，沙盘游戏可以有效呈现老年人的自性化过程，使其将抽象的心理真实具体化，一点点将它们整合，从而获得更加充足的心理能量和更饱满的精神面貌。

（二）沙盘游戏在老年人服务中的应用

1. 向老年人介绍沙盘游戏

社区街道家庭综合服务中心制作宣传海报，向老年人介绍沙盘游戏，消除老年人对沙盘游戏的陌生感。同时宣传心理健康知识，提供心理咨询服务，让老年人可以主动寻求心理帮助，主动走进沙盘游戏室。在开始沙盘游戏时，要注意用一些老年人熟悉的活动来类比沙盘游戏，更易于他们理解什么是沙盘游戏，并可以快速接纳。比如："这是沙盘游戏，由沙具、沙盘和沙子组成。沙盘游戏就像唱歌、跳舞、画画一样，可以让我们放松、尽情地去表达。沙盘的底部是蓝色的，可以表示天空、海洋或河流。你可以从沙开始，也可以从架子上的物件开始，想怎么摆就怎么摆，跟着自己的感觉走就好。"这里将沙盘游戏与唱歌、跳舞、画画进行类比，老年人就可以知道沙盘游戏的作用。

2. 老年人沙盘游戏室的布置

基于老年人的生理条件，沙盘游戏室的布置要有所调整，使老年人感到舒适方便。首先，沙盘游戏室要通风，保持空气清新；其次，地板要干燥，椅子要结实舒适，防止老年人走动时或坐下时跌倒；最后，沙具架上的沙具摆放不过高也不过低，要让老年人拿取方便。

3. 从团体沙盘开始

与老年人进行沙盘游戏工作，可以先从团体沙盘开始，即 3～5 位老年人共同完成一个沙盘，分享彼此的故事，再根据成员的实际需要，尊重老年人的意愿，开展个体沙盘。以团体沙盘开始，有助于老年人对沙盘游戏有一个初步了解，有利于降低老年人对沙盘游戏这一新事物的焦虑，使他们可以更自在地表达。

4. 陪伴与倾听

从老年人的初始沙盘中，可以看到和感受到他们所面临的心理问题是要整合人格的各个部分，而内在儿童就是治愈因素。儿童象征着主动、勇气、更新、发现等，但同时，儿童也是脆弱的，需要有人陪伴，才能很好地去探索，发挥自主性。我们需要陪伴和倾听老年人的内在儿童，了解其需求，比如喜欢运动、渴望健康，让他们在相对安全的心理环境中去整合人格中的各种对立面，以获得心理的宁静。

5. 多关注老年人沙盘中出现的儿童、桥和灵性沙具

在与老年人进行个体沙盘游戏工作时，如果沙盘中呈现出儿童、桥或灵性沙具这些意象，也许这就是沙盘游戏工作的线索。与老年人一起多关注和分享这三种沙具带给他们的感受与想法，以帮助他们汲取其中积极的心理能量，去感受其自性化过程的力量感。

（三）"特殊"老年人的沙盘

图 4-9 是身体条件特殊的梁伯的初始沙盘。梁伯患有帕金森病，无法言语，行动缓慢，双手颤抖。由于他的身体原因，沙盘做得非常慢：慢慢地走到沙具架旁边，颤巍巍地拿起沙具，缓缓地将沙具放进沙盘里，沙具排列整齐，所有沙具基本上都是立起来的，尤其是沙盘中的那一把枪，是薄薄的一片，手脚伶俐的人都不容易将它摆放成图

中的状态。梁伯尝试了多次，将不断"跌倒"的枪一次又一次地扶起，最终成功地用自己发颤的双手将枪"立"了起来。帕金森病的治疗主要以药物为主，康复治疗、心理治疗及良好的护理也能在一定程度上改善症状。沙盘游戏作为一种心理治疗方法，需要身心配合运用，此法对帕金森病患者的康复是否有积极的意义，值得做进一步探索。

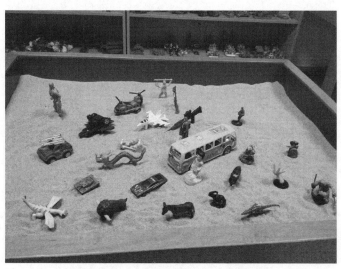

图 4-9　帕金森病患者梁伯的初始沙盘

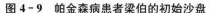

图 4-10 是霍大爷的特殊初始沙盘。该沙盘中没有任何一个沙具，按照沙盘的主题归类，应属于"空洞"主题，但该沙盘场景的表达并不空洞，此沙盘场景是霍大爷用手指在沙上"画"出来的。沙盘中间是一艘从左下角向右上角航行的船，沙盘上方是高山，山上有树，右上角是一个太阳，沙盘下方也有树木，还有几个人在玩耍。霍大爷在做沙盘的过程中非常开心，总是微笑露出自己的牙龈。当被问及完全没有牙齿他如何进食时，他的回答是："我的牙龈已经硬化了，早已成了我的第二副牙齿，吃东西完全没问题。"他的身体突破了自身的限制，做沙盘也"突破"了沙盘的"限制"，仅用双手就可以在柔软的沙子上"绘图"表达。而这种呈现与荣格提出的"超越功能"十分吻合。"超越功能"是荣格心理学中的一个重要概念。荣格说："对立面的超越功能表现为在理智与情感之间穿梭往复。双方的对峙产生

了带有能量的张力，并且创造出一个栩栩如生的第三事物。超越功能自身显现为对立面的联结。"（Jung，1958/1970b）霍大爷在身体机能衰退的现状和健康体魄的愿望这两个对立面中穿梭，同时抱持了两者，立足现在，精神和身体紧密结合，让衰老的身体焕发出生机，在"空无一物"的沙盘中自由表达。

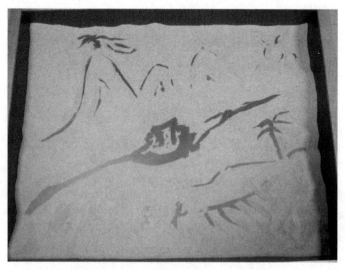

图4-10　霍大爷的初始沙盘（无沙具）

　　以上这两个特殊的初始沙盘场景的呈现，值得再深入探索研究，一方面是沙盘游戏对帕金森病患者的积极意义，另一方面是老年人心理中超越功能在沙盘游戏中的表达。

第五章　沙盘中的疗愈：
沙盘游戏在创伤应激处理中的应用

第一节　个案背景介绍

一、来访者基本信息

杨，男，10岁，三年级，父母在他6岁时的一场暴力事件中双亡。出事那天，爸爸妈妈去买菜，杨说不买了，但爸爸妈妈坚持要去。一家三口回到家门口时，一群暴徒围住了他和妈妈，妈妈护着他，暴徒又转向爸爸，杨很机灵，跑向邻居求救，没有人敢出来，暴徒走了，爸爸妈妈被害。几天后，杨被送到福利院，那几天他就说了一句话："不让他们去买菜，他们非要去，这下完了吧！"吃饭时，他也常常满含泪水。

二、来访者家庭背景分析

杨被送进福利院，由院里的妈妈照顾生活，这个家庭还有其他四个和他差不多大的孩子，他是最小的一个。因为福利院一直在应用沙盘游戏陪伴这里的孩子，杨看到别的孩子在玩沙盘游戏，感到很好奇，于是也来玩。杨除了对暴力事件的片断和惊恐的感觉还有记忆，其他都不知道，关于他的一些情况是从他的表姐那儿了解到的。

杨的父母是农民，从中原来到边疆，他们都很勤劳能干，两人感情很好，在一家文具超市打工，准备将来从事这个行业。他们非常疼爱这个孩子，怀孕后足月顺产，从小带大没有分开过，孩子身体健康。出事后，被送进福利院的当天杨一直哭，不叫妈妈。不过别的孩子对他很好，他才愿意留在福利院。第二天，福利院的妈妈带他去买了一双鞋，拿上鞋时他喊了妈妈。其他孩子来福利院要哭好几天，杨第二天就不哭了，大家都感到意外。杨现在学习成绩一般，妈妈一说到学习他便会表现出很委屈的样子，妈妈便不忍心说了。他注意力不集中，平时在家里蛮乖，一出门就特别调皮，常用小石头砸玻璃，把浇花的管子弄断。

　　一位了解他的老师说，杨喜欢趴着或歪着，或者靠在别人身上，从来都没有站直过，就像胆被吓破了。第一次见杨，他看上去是一个可爱瘦弱的小男孩，说话时总是笑眯眯的，有点吐字不清。福利院的妈妈对他很头疼，不管院外爱心人士谁要接他外出他都跟着去。因为他年龄小，人瘦小比较让人心疼，见到他的人都比较喜欢他。他有一个28岁的表姐常来看他，把他当自己的孩子一样疼爱，经常给钱，对他嘘寒问暖。每次表姐离开后，杨都会有情绪波动，心情不好，会哭，想去表姐家又怕去了回不来，两边都不舍。

三、分析师初始评估

　　福利院没有让杨进行创伤后应激障碍的鉴定，但根据杨之前的经历，分析师认为他具有创伤后应激障碍。创伤后应激障碍是指个体经历、目睹或遭遇到一个或多个涉及自身或他人的实际死亡，或受到死亡的威胁，或严重的受伤，或躯体完整性受到威胁后，个体延迟出现和持续存在的精神障碍。杨在突发的恶性事件中，目睹了十几名暴徒用木棍将其父母打死，这给他造成了重大的创伤。虽然已经过去四年，但这一创伤性事件对他的影响是巨大和深远的。

　　分析师对个案进行初始评估的基本状况如下：

　　精神状态： 个案态度平静，思维清晰，没有再叙述应激事件。整

144

沙盘游戏疗法案例与应用

个人软的像面条一样，从未站直过，像被吓破了胆。

身体状态：身材高挑偏瘦，无疾病史。在应激事件前吃饭不好，进福利院后，因孩子多吃饭问题有所改善。

社会功能：学习成绩一般，常觉得很委屈，注意力不集中，在外调皮，做恶作剧。表现出对依恋的强烈需要，常要求跟其助养人和表姐走。

杨在创伤性事件后产生了持续时间长、影响正常生活的应激反应。分析师应用沙盘游戏与个案前后工作三年，三年的陪伴不仅见证了杨明显的治愈与转化，在现实生活中，也能看到杨慢慢站直了。

第二节　初始沙盘过程与分析

杨第一次创作沙盘时，在左上角放上红房子，用树和花篱笆围着，房前的路上有一个小孩站着。路另一头连着草坪，草坪上有很多食物。路的左边有大象、一对新人和一座桥。沙盘左下角的房子前有路和桥，路的尽头是塔和佛像。沙盘中间有一筐水果，还有海马、海星、贝壳。他说："海水干枯了。"沙盘近端边框处有一尊金佛，两边有房子，一个男孩坐在地上望着佛像。沙盘右下角是圣诞老人与孩子坐在沙发上看电视，旁边有天使、自由女神和一个孤独的婴儿。在右边框处也有一尊佛像。见图5-1-1、图5-1-2。

在创作过程中，杨不停地往沙盘里放沙具，反反复复把放好的又拿回沙具架。分析师问他为什么，他说太大了放不下。游戏过程中，他还取过士兵、炉灶、棺材、飞机等沙具。创作过程中，分析师有些跟不上他的节奏，感觉有些焦躁，很难将记录继续下去。时间到了杨还没有停的意思，直到分析师提醒他，他才意犹未尽地停下来。他愿意听分析师的话。杨没有体验触摸沙的感觉，他很兴奋地把注意力都放在沙具上，总觉得爱不释手，玩不够。

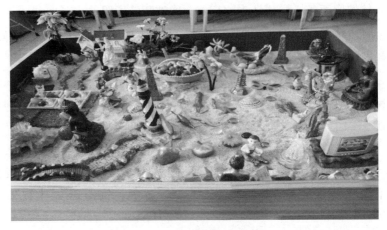

图 5 - 1 - 1　杨的初始沙盘

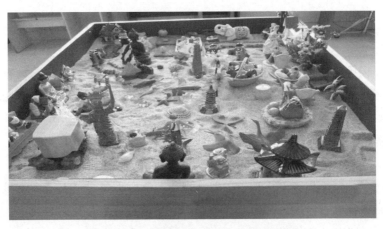

图 5 - 1 - 2　杨的初始沙盘（分析师视角）

　　沙盘里呈现了创伤主题，显现出混乱的意象。沙盘左边是家庭的场景，有孩子和一对新人，有动物和水果。中间是没有水的海洋，那些生物面临生命危险。沙盘右下角是一个家里的客厅，孩子和圣诞老人在一起看电视，还有被忽视的婴儿。右边是很多神，中间有灯塔和纪念塔。杨说佛像和神仙是来保护里面的世界的。在沙盘游戏过程中，分析师明显感觉到杨的不确定，感觉杨想要的很多。沙盘中特别多的食物和水果象征着滋养，分析师却感觉到他对其缺失的补偿，因为他内心严重的缺失感，促使他不停地摆放沙具。

沙盘中呈现了杨的心理现状，也呈现出他内在的心理能量。在沙盘左边是家园，有房子，有结婚的新人，有玩耍的孩子和动物，可能是他心中家的感觉，也可能是他早年和父母在一起幸福的体验。中间躺在沙滩上的海洋生物失去了海水的滋养和保护，象征他在危机事件中失去父母保护的体验。很多的水果给予滋养，很多的神像提供保护，让分析师看到了杨的内在丰富的能量，这些也是治疗的线索和工作的方向。杨在整个沙盘游戏过程中很听话，像是要给分析师留下一个好印象，这也是他失去父母后，对给予他关爱的人表现出的一种依恋。

第三节　沙盘游戏疗愈历程

在第二次沙盘游戏中，杨的节奏慢下来了。他在右下角放了房子、草坪和一些水果和蔬菜。在左上角，他将红房子用力压进沙里，红房子前的路、亭子和公交车将沙盘分隔成上下两半。上半部分有鳄鱼和几条蛇，有蝴蝶和马，还有趴在地上的婴儿和穿红裙子的公主。下半部分有一些蝴蝶、宝石、铜钱和灯塔。中间有一个穿绿裙子的公主和穿红裙子的公主隔路对望。见图5－2。

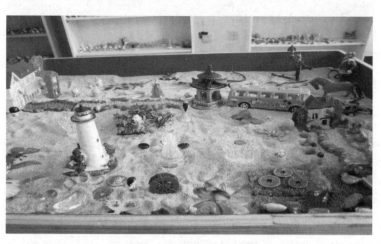

图5－2　杨的第二个沙盘

杨的沙盘分为美丽的上面和不美丽的下面两个部分。他满意的是美丽的下半部分，不美的上半部分则让他感到很难受。杨认为公主、宝石、铜钱对他很重要，家里有爸爸妈妈和爷爷奶奶意义最大。比起初始沙盘，这次创作的节奏慢下来了，沙具也少了很多。分析师从沙盘的场景中感觉到了杨的焦虑，沙盘呈现出创伤主题上下分裂的意象。上半部分让他感到难受，那里有趴在地上的婴儿，蛇和鳄鱼正朝向他，红裙子的公主却远离他，这正是他在应激事件中的创伤体验。他喜欢的下半部分有很多水果和蔬菜，是他想得到滋养的表达。晶莹剔透的宝石虽然很珍贵却没有生命。

在第三次沙盘游戏中，分析师开心地跟杨分享了他的一颗糖，杨笑容灿烂。

杨在左下角放上红房子，他说这是很完美很舒服的家。房前有一条路连着亭子、桥和公交车，沙盘再次被分成两部分。下半部分有士兵、零星的食物和水晶珠。上半部分散落着灯塔、佛像、手捧书本的天使，还有一个钓鱼老翁和孵蛋的母鸡。中间有蝴蝶、贝壳和海洋生物，一只乌龟在看着左边的房子。见图5-3。

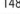

沙
盘
游
戏
疗
法
案
例
与
应
用

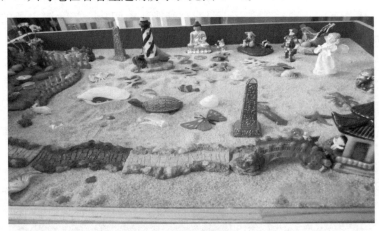

图5-3 杨的第三个沙盘

杨给沙盘起名为"海滩世界"，他描述士兵是保护上面的，佛像是保佑他的最爱的，天使可以预设未来，水晶珠是传递能量的，他很喜欢。水晶珠还可以监控录像，监控不让坏人来，可以给士兵的枪充电。这次杨感觉到了舒服、安全。杨描述时用的词让分析师感动和惊喜，比如他用了"完美、舒服、希望、预设"。他的表达很流畅，情感丰富细腻。

在杨创作的沙盘中，右边总是有佛像和神仙，这是杨在现实中缺乏安全感的反映，他需要找一些内在的神性的力量，找一些士兵来保护他。和房子一起出现的有路和灯塔，路从左向右象征左右的连接，塔象征将人间与天堂联系在一起的世界之轴。塔为多层建筑，加上宗教的神秘色彩，故又象征人的精神的升华。灯塔上的光是引导方向的标志，位于高处又象征来访者对未来的期待和内心的追求。杨在失去家庭后，如何去寻找内心的家？他在靠灯塔指引。

在第四次沙盘游戏中，杨先用刷子将沙子抚平，在左下角放了红房子，房前的路连着亭子和桥。篱笆将草坪和零星的花朵围起来，水果散落在篱笆前。上部中间拔开一片水，里面有乌龟和海星，水边有两个手拿刀的海盗和圣诞老人，还有一辆铲车。右上角说是有宝藏，放了珍珠，并用沙子埋起来。右侧有几座小房子。杨最后捧起沙子，让沙子慢慢流下来，像下雨一样慢慢地掩埋场景，仿佛经历了一场沙尘暴，一切深陷其中。见图 5-4。

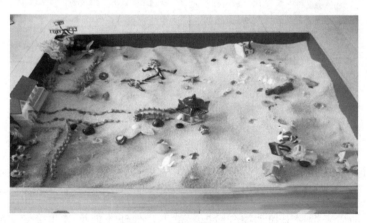

图 5-4 杨的第四个沙盘

沙盘中呈现出了一场灾难，让沙盘世界变得模糊，左边的家园也深受其害。在杨的沙盘中一直出现的红房子，是家或归宿的象征，也许是杨早年对家庭的记忆。在应激事件发生前，杨的家庭是幸福的，爸爸妈妈给了他足够的关爱。沙盘中的房子前有路，有花，有水果，有很多美好的滋养的体验。沙盘的左边也象征过去的或者是无意识的内容。因为应激事件发生后，这一切被毁灭，他无法接受这个严重的创伤，四年来一直处在一种回避中，一旦接触到类似创伤性事件的线索，便会产生强烈的心理痛苦。

在第五次沙盘游戏中，杨在沙盘中加水淹没了沙子，在中间放了鱼、鸭子、螃蟹，右下方放了房子。他把螃蟹埋进沙里说是它的家，房子下用沙垫得高高的。有两艘帆船他摆了很久都立不稳，他便把船放回沙具架。后来又把房子、鱼、螃蟹放回沙具架。沙盘中呈现了一个被水淹没的景象，有两面旗子立着，还有几个红色的轮子。见图5-5。

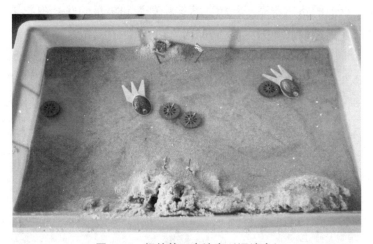

图5-5　杨的第五个沙盘（湿沙盘）

杨说红色轮子表示中国和外国在打仗，中国会胜利，他也会帮助中国人的。杨主动要用湿沙盘。他用的水多，不时从干沙盘中撒点干沙进来。加水后他很稳定、安静，好像有东西托着，他不再那么纠结了。他后来把房子和动物全撒掉，是不是他还不能面对和接受这些战争冲突的场景呢？

在第六次会面中，杨修剪了头发，显得很精神。

他在沙盘中加水，然后用手推沙，再用酒杯倒扣，盖住铜币，把树和船在水里放稳，再拿鸭子和海螺等。杨说沙滩是鸭子的家，红色船和白色石头是属于好人的，它们和黄色士兵是保护鸭子的，两艘黄色船是坏人的。船都深陷在沙滩之中。见图5-6。

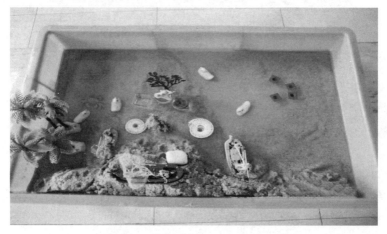

图5-6　杨的第六个沙盘（湿沙盘）

　　杨修剪了头发使分析师感到了他外在的变化。沙盘中出现了好人、坏人的是非对比。第六个沙盘中再次出现了鸭子。鸭子适应性强，它们在水里、地面和空中都很舒适，不仅代表了一种平衡状态，也象征性地连接了地和天。鸭子也指向社交关系，鼓励人们去安全和舒适的地方，与安全和快乐的人相处，建立安全感。杨说沙滩是鸭子的家，红色船和黄色士兵是保护鸭子的，分析师感到了杨内心对安全感的需求。保护鸭子的红色船深陷在沙滩之中，黄色船也在沙滩上，鸭子好像暂时没有安全感，还不能回家。

　　在第七次沙盘游戏中，杨做得很仔细。他先把沙具拿在手上看看再放进沙盘里。他把沙子拨开，向沙盘里加水，放很多水里的生物，在左上角埋了一些水晶，还在沙盘的四个角落插上树。水中的蛇让分析师有一种冰凉、紧张的感觉。见图5-7。

　　杨说左上角的水晶是一个很神奇的机关，沙子底下藏的是人，机关一开，人就出来了，这些人想逮水里的鱼。蛇是保护鱼的。他还说他负责监视这些人的动向。贝壳里有珠宝，他把贝壳放在手里不停地

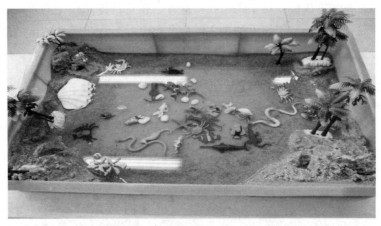

图 5-7　杨的第七个沙盘（湿沙盘）

摸索，然后使劲把两瓣贝壳扣在一起，好像要扣得紧紧的。神奇的机关可能是他心中的能量。

在这个阶段，杨连续使用大量的水，沙具开始减少。水是一种极为常见的物质，生活中不可或缺。水的形态可以相互转化，人的情绪与心理状态之间的转化可以利用水的这种物理属性得到很好的物质化表达。从象征的层面来看，在沙盘游戏中加入的水，或许可以"溶解"那坚如磐石的情结。杨也许在表达对母性滋养的渴望，如此的创伤只有"母爱"才能抚慰。

在第八次会面时，杨穿得很厚，嗓子有些沙哑，他感冒了。

他拨开沙子，拿了一些鸭子、乌龟等放在中间，好像漫不经心的样子。他用力将树插进沙里，手捧沙子好似将水浇到树上。右下角的白柱子被他像拧螺丝一样往下插进沙里，上面放上塔，在两个杯子中插上蜡烛。接着，他把沙子往中间推，使蓝色的水域缩小。见图 5-8。这时，分析师感到自己的心缩起来，有一种不舒服、不透气的感觉。

两个金色的纪念塔，通向右下角的道路，白色柱子上的塔，插在酒杯中的红色蜡烛，杨在创作这些时用了很长的时间。他说它们都是监视器，监视别人不要偷家里的东西。他捧着沙，让沙子顺着绿色塔尖往下流，这个动作很奇特，像时间在流逝，也像一种抚摸和连接。海边的钓鱼翁在等待回家的小孩，灰色的塔是这些人的家，这些人在里面玩。

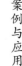

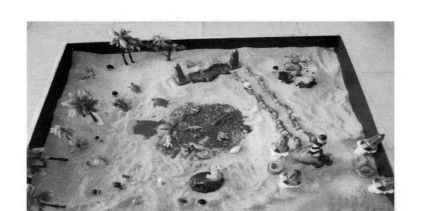

图 5-8　杨的第八个沙盘

　　沙盘中出现了监视器，出现了数字"四"的意象。"四"在当今中国社会似乎是不吉利的数字，因其与"死"谐音；而在中国古代，"四"与稳定、全面、无所不在同义。右下角是明显的祭祀场景。祭祀来自集体无意识中的恐惧，原始人面对死亡百思不得其解，沉迷于对死亡的恐惧中无法自拔。恐惧不单单针对死亡本身，还延伸到死者，他们相信死去的人会回来伤害他们，这种被害妄想激发了祖先的想象力，使他们开始对葬礼进行探索，祭祀文化便发展起来。这里祭祀的对象不仅仅是死去的人，还有生者心中的死者。正是由于人人都有对死去之亲人的回忆，祭祀才有了其合理性。在这里，杨的表达既有祭祀意象，也有对父母的哀悼的体验。他 6 岁时失去了父母，成了孤儿，他渴望自己的痛苦可以被理解，需要有人来陪伴。这个哀悼本身是具有积极意义的，通过哀悼，杨会寻找失去的意义和受苦的意义，会渐渐体会到失去父母是如何影响他的生命的。

　　在第九次沙盘游戏中，杨在左侧放了红房子，房前有条路从左至右，房子上下有草坪。铺草坪时，杨拿刷子把沙子扫得干干净净，露出蓝色底面，又在上面放了很多的水果和食物。在右上方，他拨开一片水，把一些人放到水里，他们在游泳、晒太阳。几座房子被放在沙盘的近端。在正中间，抱小孩的女人和穿大衣的男人面对面站着，男人向女人打招呼。左边有一些鸟排成队，有两只母鸡在孵蛋。见

图 5-9。杨这次用时很长，结束时还在动沙具。

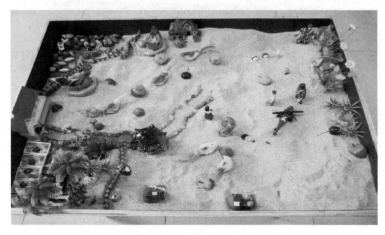

图 5-9 杨的第九个沙盘

这里的鸟象征自由、自然，被视作天地之间的使者，连接着天地，连接着意识和无意识，也象征很难抓住它们的不确定性。母鸡在孕育新的生命，也表达了一种早期的依恋感。游泳池边的军人和飞机在守护着孩子们，杨一直在表达他的不安全感。

在沙盘前半部分的创作过程中，分析师感觉很舒服，但当杨放了两只孵蛋的母鸡后，分析师开始感到纠结。后半部分好像乱了，整个场景不停地动来动去，结束时仍在不停地动。他手拿飞机，说是几百年前的，放下飞机后坐下，说累死了。分析师提醒了几次结束时间，他好像还意犹未尽，分析师感到心里沉甸甸的。

第十次沙盘游戏开始，杨先加了很多水，将中间的沙拨开，露出蓝色底面，在四个角落放上树，小心整理出一条沙道，把白色小石子放在沙道上，将乌龟和螃蟹等放在水里。他还用船当工具将跟前的沙推到左侧方，然后把船放回沙具架。他拿了两架飞机放在水里不停地摆弄着，说这两架飞机在互相打仗，眼睛就没离开过手里玩的沙具。见图 5-10。杨到结束时也不太表达，而是一直玩着手里的沙具，感觉好像爱不释手。从开始平和到后面的战争对立，再到最后只关注手上的一个沙具。

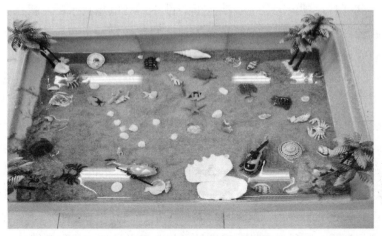

图 5 - 10　杨的第十个沙盘（湿沙盘）

第十一次会面时，杨长高了些，也黑了一些，他的手细长，跷着的手指软软的，说话不太清楚，思考、观察得比较多，有时会犹豫不决，这时他就会看房顶，拍拍沙子或玩手指。分析师提醒他可以开始后，他往沙盘里加水，把中间的沙移开，然后开始栽树，埋好树根后还浇点水，很细致。他用玻璃珠沾水，再把玻璃珠放在水的四周，岸边放蛇、乌龟、海螺，水里放鸭子、鱼等生物。见图 5 - 11。

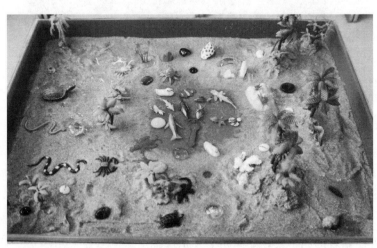

图 5 - 11　杨的第十一个沙盘（湿沙盘）

分享时，杨说这是一个沙滩里的世界，乌龟想找水喝，鸭子吃饱后就去玩一会儿，树是自然长大的，有两条蛇，一条在照镜子，另一条想吃螃蟹。

分析师与杨的工作在暂停一段时间后又继续，分析师看到沙盘中不再干涸，也没有出现大水淹没的场景，水和树更有生机，水中的生物也友好相处。从第八个到第十一个沙盘都出现了与海洋有关的内容，呈现出海洋的意象，出现很多的水。这一次，他呈现的依然是湿沙盘，沙盘中有冲突和危险。分析师感觉杨对水的感受还没有表达完，他的沙盘还能自然地进行，这让分析师很感动。他种树时特别注意埋好树根并且浇水，这种扎根大地、被照顾和生长的意象，也让分析师看到前一阶段沙盘游戏发挥的效果，以及这一效果的延续。

在第十二次沙盘游戏中，杨在感觉沙子时觉得有些凉。他在右侧的草坪上种了蔬菜和水果。上方有一口水井，有四个武士看护水果。左侧放了教堂和碉堡。中间有一个土堆，围绕土堆有八个人两两相对站立，一个箱子和一个小葫芦被埋在土堆里。见图5-12-1。

沙盘游戏疗法案例与应用

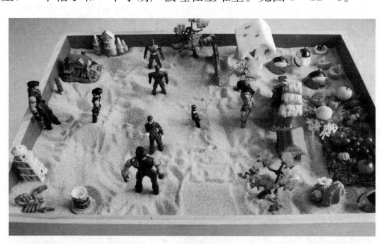

图5-12-1　杨的第十二个沙盘

这一次沙盘游戏用时较长。杨说这是一些坏人要来抢宝贝，坏人是外面站着的四个人，里面四个人是保护宝贝的。左上角的房子是坏人住的，水井边的房子是好人住的，他们保护宝贝不被抢走。右边是一些种水果的地方，由四个武士看守着。一个弱小的猴子藏匿在箱子中（见图5-12-2），小猴子和小葫芦让分析师感到更多的不安，需要加倍呵护。

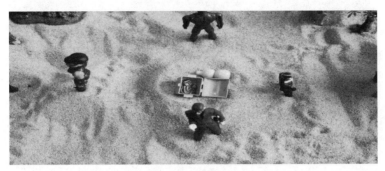

图5-12-2 藏匿在箱子里的小猴子

这一次杨从右侧摆放，家庭的场景从左边移到了右边，而且变得生动丰富。水井第一次出现，表达杨与无意识更深的联结。猴子聪明，是进化的象征；猴子不易驯服、多动、爱玩和调皮象征杨内在的顽童的出现。这个顽童和宝贝小葫芦处在危险之中，危险来自四个方向，需要外在的力量来保护，但是保护的四个人明显处在劣势之中。

在第十三次会面时，杨敲门进来时笑着，显得不好意思，他说要做湿沙盘，要加水。他把右边的沙移开，把水域弄圆，水中放鱼和鸭子等，在四个角栽树，并让树扎好根，又把乌龟和贝壳放在沙盘里。左上角有一个老翁在钓鱼。见图5-13。他说这是个美丽的世界，一个渔夫养了一条狗，找到一个美丽的地方钓鱼，过着幸福的日子。有一天，渔夫发现贝壳里有财宝，他拿回家去交换东西。

贝壳里的珍珠像是杨内心集聚的能量。钓鱼翁带着小狗悠闲地在树下钓鱼，感觉通过一年多的陪伴，杨内心的情绪开始平静下来了。杨在沙盘中多次用到水，我们都感受到水的滋养和成长的力量。人的孕育是在母亲体内羊水温暖的环境中开始的，生命的起源与水密切关联。朵拉·卡尔夫曾引用坎卦内容，表述她对心灵的理解："水不停地流动，会遍满所有角落。水不惧怕危险，什么也不会改变它的本性。如果人在艰难处境中也能坚持真诚，那么他的内心必会穿越困

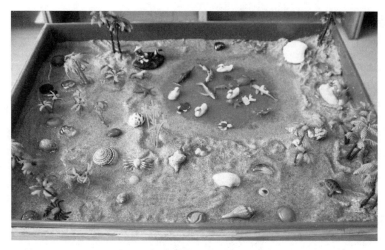

图 5 - 13　杨的第十三个沙盘（湿沙盘）

境。在任何处境下，我们仍是自己内在的主人，那么自然地，由内而外的行为也必会达成目标。"

在第十四次沙盘游戏时，杨觉得沙子很柔软。他将红色的房子放在面前，房后有草坪，草坪上有精心挑选的水果。房子前一条小路通向上方，左上角种下一棵树，树下的桌子上摆满水果，筐子里装满水果，沙盘四周有小动物和水果。见图 5 - 14。那一天，杨的腿好像很沉重，走路有些踉跄。

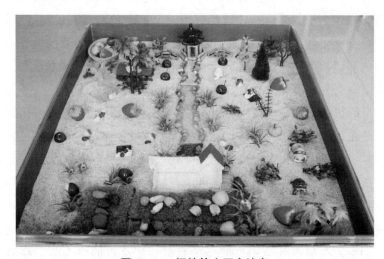

图 5 - 14　杨的第十四个沙盘

他说这是蔬菜水果乐园，这个美丽的地方盛产水果，几个爸爸妈妈在这里过着快乐的生活，房后是种菜的地方。右下角有个小女孩在观察乌龟是怎么爬的，它要到树下去乘凉。我们一起感受小乌龟的动作和感受，小乌龟爬行去找家的意象深深地触动了杨，给他带来了沉默，他沉浸在忧伤之中。分析师认为小乌龟找家表示杨在寻找一种归宿，去乘凉表示杨在寻找呵护。

结合沙盘中的意象以及那天杨的身体状态，分析师有一种感觉：杨虽然在福利院有很好的物质条件，有院里的妈妈照顾生活，但是他依然痛苦于失去父母之爱，对他来说，和爸爸妈妈在一起生活的感觉已经非常遥远。这个很平常的田园景象，引得分析师内心产生一种深深的痛，杨在他6岁时遇上了暴力事件，从那时起一直到现在，他承受了如此深的伤痛。

在第十五次会面时，杨一进治疗室就要加水。进行沙盘游戏以来，杨与分析师之间发展起良好的治疗关系，他能更加自如地表达自己的感受了。他在沙盘上方推出一片水面，水里放上海螺、海星、鲸鱼、鸭子等。再把水边的沙子分到四个角，开始种树、种花，把莲花放在水中浇些水，还放了两只青蛙护着莲花。在左上角的水边，一个老翁在钓鱼，水塘四周有鳄鱼、乌龟，还有一些螃蟹和蛇。见图 5-15-1。

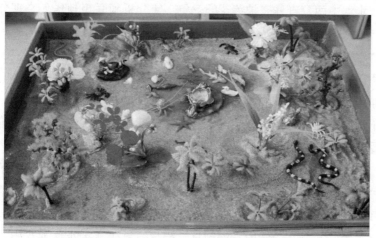

图 5-15-1　杨的第十五个沙盘（湿沙盘）

杨说这是美妙的大自然，有沙滩、池塘、莲花。青蛙在玩游戏。蛇是出来找食物的，蛇找到了乌龟和螃蟹。鳄鱼也出来找吃的。水里的海星等自由地生活，两只青蛙在莲叶上守护着莲花（见图5-12-2）。

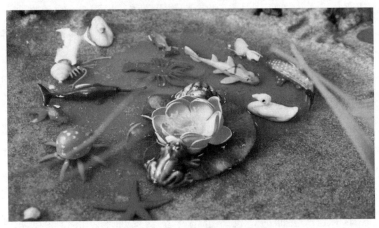

图 5-15-2　守护着莲花的青蛙

　　沙盘游戏工作到此时呈现出转化的线索。莲花和青蛙都是典型的转化的象征。海里的生物更加丰富，虽然在右下角还有两条银环蛇，好像还有很多的危险，但蛇在找东西吃，也在为了生存而努力。钓鱼翁仍然在沙盘左上角。分析师感受着杨的无意识状态。

　　水塘中两只青蛙守护莲花的意象，使分析师联想到华人心理分析联合会（CFAP）的会标——一只青蛙守护莲花，背景是《周易》中的"咸"卦。咸卦的"咸"字与"感"字是一个意思，表示感应。说明阴阳感应相合的重要性，着重阐明了人类社会中男女感应相合的重要作用。"咸"卦强调的是"感"，但"咸"字是去掉了"心"的，表示不用费心思量，不用动心机，只要是真诚的，不用经过思考就可以感受到。治疗中的共情、共鸣与感应正是沙盘游戏的工作要求。

　　杨的沙盘中几次出现蛇，蛇是重要的象征心象，不同文化背景的诠释千差万别，有的引起人们毛骨悚然的恐惧，也有的象征着智慧与祥和。蛇的阴险和有毒象征来访者的创伤体验，蛇的身体异常灵动，直觉敏锐，又是来访者内心深刻直觉智慧的象征。在沙盘游戏中，蛇的出现也是转化的重要象征，蛇蜕皮才能成长，蛇蜕具有药用价值。在西方，蛇被认为是智慧的化身。蛇有毒，可以致人中毒身亡；蛇也具有神秘的疗伤能力，它们的窝是许多有效药物的生长之地。这次出现在杨的沙盘中的蛇是找食物的，是医治创伤获取能量的表达。

在第十六次沙盘游戏时，杨感觉沙子软软的。在沙盘上方，他把房子朝下按在沙里。左下角是水井。中间摆放茶几、椅子，还有端水果、食物的小孩。在右下角，狗拉雪橇赶来。在沙盘近端，圣诞小孩围着一对新人。见图 5 - 16。

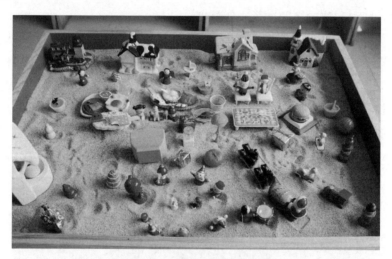

图 5 - 16 杨的第十六个沙盘

杨说这是一个美丽的夜晚，有一对新人结婚，小朋友围过来，后来他们过着快乐的生活。因为结婚才摆了这么多吃的，房子是小朋友的家，狗是送的礼物，井是大家用的，葫芦是放酒的。

从上几个沙盘中海洋、农村种植的景象，到这个沙盘中新婚的庆典、远处赶来祝福的人们、丰盛的美食、孩子们自由自在玩耍，杨在沙盘游戏中正经历着转化。茹思·安曼说在沙盘游戏过程中，来访者的沙盘中出现生动的、更接近日常生活的情景是转化和治愈的象征。新婚仪式是重要的转化的象征。仪式本身具有很强的能量，生活要有仪式感，是对生命的尊重，对生活的尊重。婚姻也需要一种仪式感，结婚典礼体现的正是婚姻的一种仪式感。两位新人在众人的见证下走到了一起，获得亲友的祝福和认同，这就是婚礼的意义。

　　还记得在杨的初始沙盘中，左上角有一对新人出现，但是在沙盘中有那么多的佛像和佛塔，看上去并不是一个新婚的祝贺场景，更像是一种怀念。这次的沙盘中呈现的婚礼才是一种祥和、喜庆的氛围。对杨来说，仪式感能帮助他获得精神上的满足，促进完美人格的形成。左下角再次出现的水井，既是滋养又是与更深的无意识的连接。在这一次沙盘游戏中，分析师可以看到杨明显处于转化之中。

　　在进行第十七次沙盘游戏之前，杨去老家亲戚那儿住了一个多月，回福利院后接着进行沙盘游戏。

　　杨感觉沙子很软，像棉花糖一样。他在中间放了红房子，然后有点不好意思地告诉分析师老家都正常。他在红房子后放了草坪和水果。中间有一条路通向右边的灯塔，把沙盘分成上下两边。中间的椅子上有很多食物，小孩一桌，大人一桌，有人在观看风景，有人要去洗手。他还在贝壳中放了一些宝石。见图 5 - 17 - 1、图 5 - 17 - 2。

沙盘游戏疗法案例与应用

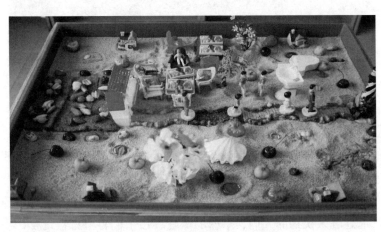

图 5 - 17 - 1　杨的第十七个沙盘

　　杨说这是水果城市，几个小孩和大人往里走，亲戚们在聚会吃饭，从天上降下来珍珠和贝壳，两个男人去洗手，蝴蝶从水果城市飞来，累了在树上歇一会儿，红房子里的人请邻居吃饭，吃完饭去弹钢琴。

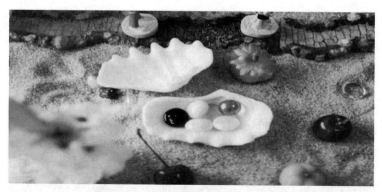
图 5 - 17 - 2　放有五颗"宝石"的贝壳

好一个生动的生活场景。从上次的婚礼到现在的家庭聚会，杨的沙盘中第一次有这么多生活中的人。出现一个家庭聚餐的场景，也许是他体验到来自现实中的关心与滋养，红房子也从原来的左侧向中间移动。

贝壳中珍藏着五颗宝石，就像他内心孕育的希望一样，也想获得母亲的保护。这种贝壳中藏宝的故事，在世界上能找到不同的版本。贝壳的主要成分是碳酸钙，是外骨骼，可以对软体部分实施有效的保护。古人把一种叫作"货贝"的贝壳作为货币，贝壳就进入了人类的经济生活，成为财富的象征。因为生长的周期性和连续性，贝壳展现出各种美丽的彩色花纹。杨用贝壳珍藏宝石，也是在聚焦成长的能量。

在第十八次会面时，杨很活泼，动作很快。他在沙盘近端用沙把树根堆起来，在沙盘里种树、种花。他把中间的沙推开，露出蓝色底，把鱼、螃蟹放在水中，两只青蛙守护在莲花边。猫头鹰被放在左下角，一些珊瑚石、彩石散落在沙盘中。见图 5 - 18。

杨说他在美丽的沙滩上种树和花，树容易倒，用沙堆起来才牢固，石头是从海里出来的，青蛙望着天空唱歌，乌龟想进海里，海星上岸休息一下。

沙盘中鲜花盛开，绿树成荫，杨用心把树根埋好。两只青蛙在莲花边望着天空唱歌，白色珊瑚礁像一只欲飞的白鸽守护莲花。莲花主

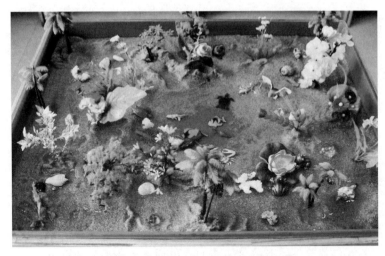

图 5 - 18　杨的第十八个沙盘（湿沙盘）

要象征高洁、圣洁，被佛教尊为神圣、净洁之花；莲花也象征吉祥、吉利，"八仙"中何仙姑手执的莲花就象征其貌美，表示祥和吉利；莲花也象征爱情，生活中有"藕断丝连"之说，意指男女之间还有联系，即我们所说的爱情。莲花生长在淤泥中而不为其所染，世人将其作为美好、高洁的象征，赋予其高尚、正直、廉洁的含义。

　　杨的沙盘中多次出现乌龟。中国人喜欢养龟，养龟的历史悠久，古人把龟当作膜拜的对象，当今人们也把龟视为逢凶化吉的象征。乌龟存在于现实之中，常伴我们左右。小海龟的出生是很悲壮的，它一出生就见不到爸爸妈妈，要在沙滩上很努力地爬向大海，不然会被天敌所猎杀。对于杨来说，乌龟带着厚厚的甲壳，也许是创伤之后的防御。小乌龟想进入大海，也许杨是在寻找爸爸妈妈的庇护，也是他想和爸爸妈妈相聚的愿望的投射。

　　在第十九次沙盘游戏中，杨把沙子拍平，然后开始种树，把树根用力拍实。在中间开出一片水域，按平后再整理成圆形。种花时，在根部撒上沙子。然后将鱼、乌龟、鸭子、海马放在水里。见图 5 - 19 - 1。

　　杨说猫头鹰和小螃蟹守护着莲花，这个地方是猫头鹰发现的，有很多食物，一只乌龟在洗澡，一只小螃蟹刚出生在莲叶上。见图 5 - 19 - 2。

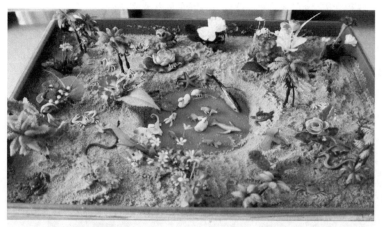

图 5 – 19 – 1　杨的第十九个沙盘（湿沙盘）

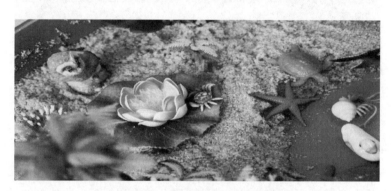

图 5 – 19 – 2　莲叶上的小螃蟹

　　海滩上到处是绿树和鲜花，杨用了很多的螃蟹构成一幅他内心的和谐图画。猫头鹰好像守护着荷花，又像守望着整个沙盘。在东西方文化里，猫头鹰代表的意思是完全相反的。中国民间认为猫头鹰叫声不好听，而且在夜间活动，是不吉之物。但在西方文化里，猫头鹰是智慧的象征。希腊神话中代表智慧、理性与公平的雅典娜，身边就站着一只被视为智慧象征的猫头鹰。西方文化认为猫头鹰是魔法师忠实的伙伴，有敏锐的观察力和杰出的记忆力，能帮助主人记住复杂的魔法配方和咒语。哈萨克人非常喜欢猫头鹰，他们认为猫头鹰不仅仅是一种益鸟，还象征着坚定、勇敢和一往无前。

　　杨创作的湿沙盘中大部分的表达和海有关：有绿树和鲜花的海

滩，有很多生物的海滩，总能感觉到来自水的滋养。

在第二十次沙盘游戏中，杨创作的沙盘里有四个武士守护在右侧栅栏边，栅栏里有两只母鸡在孵蛋。中间摆放了很多食物，四周放了一些房子，观音在正中间。见图5-20。

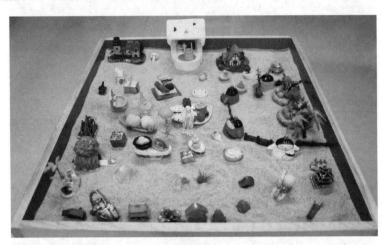

图5-20 杨的第二十个沙盘

杨说这是美丽的夜晚，几家人一起吃东西，武士守卫鸡下蛋，过新年了，观音菩萨保佑大家平平安安，有很多礼物等小朋友来拆。

杨创作的干沙盘大部分与老家的记忆和亲人聚会有关。这次是家庭聚会，虽然看不到人，却能感受到聚会的热烈气氛，丰盛的食物和礼物让人感到来自家族的支持与滋养。水井在显著的地方再次出现。在正中间的位置，观音在保佑大家，说明杨找到了保护自我的内在能量。武士们在保护母鸡下蛋，说明杨有了保护别人的愿望。

在第二十一次沙盘游戏中，杨觉得沙子软得像踩在棉花上。他把右边的沙移开，露出蓝色底面，在沙盘四周放上房子，在水中间放了小假山。围着水边放了一圈贝壳和花。他把埃及法老像埋在左上角，猫头鹰在右下角看着水面。见图5-21-1。

杨说这是五光十色的沙滩，从前有个老爷爷听说有埃及宝藏，他就去寻找。房子是人住的地方，在红房子后面埋着法老像和珠宝。见图5-21-2。

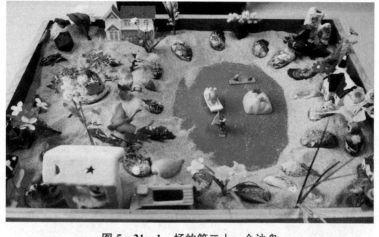

图 5 - 21 - 1　杨的第二十一个沙盘

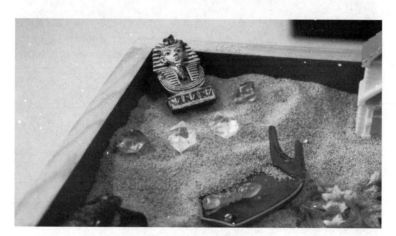

图 5 - 21 - 2　法老像与珠宝

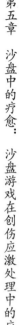

　　到进行第二十一次沙盘游戏时，分析师与杨接触了一年半。从这个沙盘中分析师明显地感到一种趋中的意象，说明杨的无意识在整合当中。在中间的大海四周围绕着一圈贝壳，海洋中间有小船和小岛，沙盘的边框有一些房子。这是一个把干沙盘与湿沙盘、海洋与陆地、大自然与家庭整合到一起的沙盘场景。在左上角掩埋了埃及法老神像，法老站在权力的顶端，是神的化身，具有绝对的权威。古埃及人对法老的崇拜近乎疯狂，仅仅是法老的名字就具有不可抗拒的魔力。

在初始沙盘中，红房子在左上角，埃及法老神像在右上角，现在杨把法老的神像埋在房子旁边，象征杨在祈求神像对他的家的保佑，同时掩埋的神像用盾牌保护着，不让其他人破坏和发现它。

在第二十二次沙盘游戏过程中，杨在沙盘里加完水，在左边放红房子，房子后面是整齐的草坪，上面有一些水果。路从红房子门口修到右边连接小桥。他还捧了大把水果和坚果种子放在沙盘中，树种下去后还把根埋上。桥和路连接右边的两个房子，桥下水池中的鱼很多。在红房子二楼，一家三口人正向右边观望。见图5-22-1、图5-22-2。

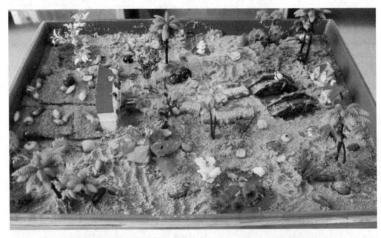

图5-22-1 杨的第二十二个沙盘（湿沙盘）

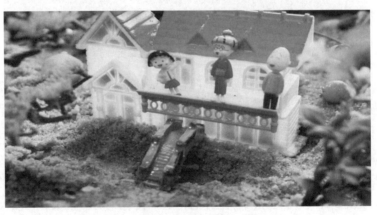

图5-22-2 红房子里的一家人

杨说这是美丽的水果世界，有一家人住在红房子里，另两户人家是他们的邻居，楼房后面是菜地，鱼池中的鱼是这家人养的。

自第二十一次沙盘游戏中出现干沙盘与湿沙盘的整合后，杨的沙盘中大片的海洋变成多处小水塘。第一次出现完整的一家人的意象，三个人物明显是爸爸、妈妈和孩子，他们面对着分析师，分析师有一种被邀请见证他的心路历程的感觉。沙盘中出现了很多果实与种子，播种是与孕育一样的意象，只要有水源和土壤，种子就可能会长出小苗，生根发芽开花结果。更多小水塘滋养着树木、鲜花和菜地，一个平静的农村小院，呈现出来访者治愈的意象。

杨的大部分沙盘中用到了树。在十次工作后，杨努力把树根扎牢，给树根浇水，树木的生长状态可以探知来访者生命力的状态。有些树具有承受力和忍耐力的象征。和树同时出现的还有花卉。花是美的象征，常用来比喻女性，可以认为是来访者对女性的褒扬。多次出现在沙盘中的莲花象征着诞生、再生，以及宇宙中生命的起源、万物的创始之神、太阳和太阳神。草地是希望和新生的象征，沙盘中出现的草地，暗示了来访者勃勃的生机。

在第二十三次沙盘游戏过程中，杨告诉分析师，他的学习成绩与从前相比有进步，和同学关系挺好的，和福利院的孩子关系也很好，福利院的妈妈很关心他。

他把红房子放在右边，在房子后面的草坪上摆满蔬菜，接着种树、种草，房子前有路和桥。在左侧有灯塔和天使，一个女学生站在红房子前。见图 5-23-1、图 5-23-2。

杨说这是女孩考大学的一天，灯塔所在的地方是学校，旁边的天使保佑人们没有灾难。红房子里有爸爸在做饭，红房子所在的右侧也是分析师的方向。菜地里有水果和蔬菜。女孩去高考，会考出好成绩，因为她每天都在学习功课。葡萄是宇宙来的种子，它会变成巨大的果实。

在这个沙盘中，"女学生去考大学"，并且通过努力能取得好成绩，意味着杨面对困境的积极态度和强大的心理能量。灯塔一直指引着杨的内在儿童在成长，分析师也在此感到一种移情和信任。在初始

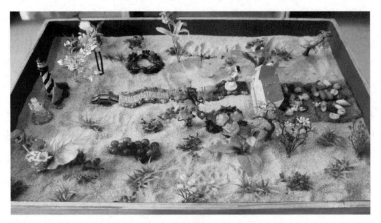

图 5 - 23 - 1　杨的第二十三个沙盘

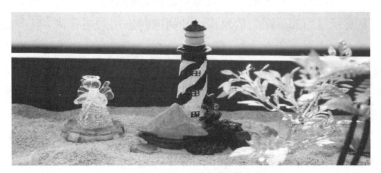

图 5 - 23 - 2　左侧放置的灯塔与天使

沙盘中出现的灯塔与天使再次出现，宗教神话人物可以理解为来访者正处于一种关键时期，渴望获得超自然力量以及一种精神寄托。天使常给人净化灵魂，是一种特殊信息的象征，给人以智慧的启示，也是未知世界不可预见的力量源泉，是来访者在超出自己实际能力的情境中想要获得帮助的愿望的投射。初始沙盘中坐在天使旁边、面对佛祖的女孩子，现在已经成长起来能去迎接考试，这个女孩的成长也是杨的成长。

在第二十六次沙盘游戏过程中，杨告诉分析师他几个月来成绩都很优秀，从前饭量小也不好好吃饭，现在能吃三四碗饭。他确实长结实了。

他把楼房和水井放在沙盘两边，把树根部埋好。拨动沙子，露出蓝色水面，水里放小船和乌龟。围绕水面四周放上贝壳。右下角有母鸡生蛋，七个小矮人在守护着。一个老翁在悠闲钓鱼。见图5-24-1、图5-24-2。

　　杨说左边的楼房是学校的艺术中心，湖边有一些鸟在低头吃东西。

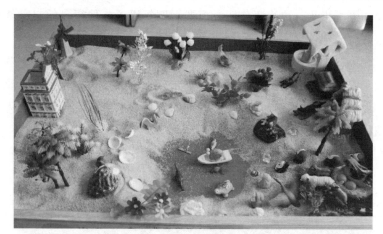

图5-24-1　杨的第二十六个沙盘

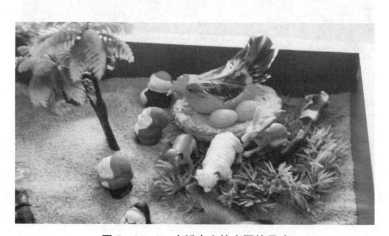

图5-24-2　小矮人守护生蛋的母鸡

　　钓鱼翁给人的印象是有丰富的人生阅历，对年轻人来说是智慧的代名词，这里可以理解为智慧老人原型。在自我整合的过程中，智慧老人是使来访者获得解决困惑所需知识和判断力的原型力量，在杨的沙盘中一直有钓鱼翁的陪伴。右边的水井即是他的无意识内容，也是一种滋养。离他越来越近的水域，似乎意味着他开始接纳现实。右下角的母鸡在孵化、孕育新的生命，同时在母鸡的周围，有小矮人的保护和其他动物的陪伴。

分析师与杨协商暂停了半年的治疗，因此这次沙盘游戏和上次的工作间隔了半年，再次工作时，杨要上四年级了，他很自信自己能做得很好。

在第二十七次沙盘游戏时，他很快种了很多树，接着拿了一些鸟和猫头鹰。右边有男孩和女孩。左下角有一个胖子，树林中有几座亭子。见图5-25-1。他说这是一个森林公园，有人在看动物，有人在看植物，很安静祥和。

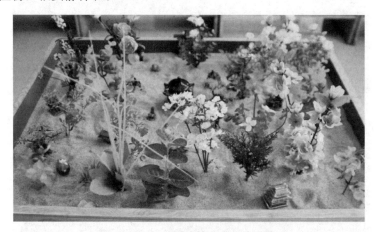

图5-25-1　杨的第二十七个沙盘

在这个沙盘中分析师感到了一个典型的女性化的意象，沙盘里开满了鲜花，绿树成荫，在林荫和花丛中，有一些亭子和人物，动物是现实中的，人物却是童话中的——树林中有白雪公主和小丑。杨即将进入青春期，开始关注女孩子。在树丛中偎依在一起的男孩与女孩，也许在表达他对同伴的需要（见图5-25-2）。

杨上四年级了，和同学相处得也很好。接下来，他完成了他的第二十八个沙盘（湿沙盘）：

他把沙盘中的沙拍平，双手有力而坚定地在中间把沙移开，尽量把蓝底做圆，并将四周抚平。他接着把石头、贝壳、海螺和珊瑚礁等

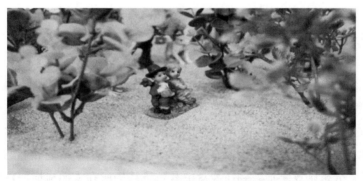

图5-25-2 树丛中偎依在一起的男孩与女孩

放进水里。他在沙盘四周种树和花草，并强调树根要扎深，水里的生物找到了自己的世界。见图5-26-1、图5-26-2。

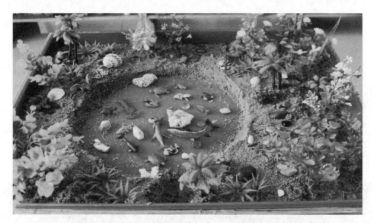

图5-26-1 杨的第二十八个沙盘（湿沙盘）

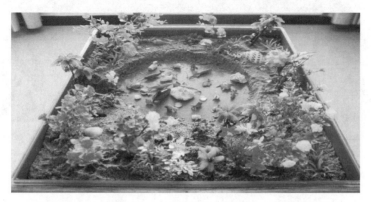

图5-26-2 杨的第二十八个沙盘（湿沙盘，分析师视角）

沙盘中呈现出治愈主题，森林茂盛，水面开阔，水域扩大。心理分析或沙盘游戏疗法如同大禹治水，不是压抑而是表达、疏通与转化。大禹治水后划定九州，命名山川百物。命名的象征性意义，即意象化的命名，是心理分析和沙盘游戏技术的关键所在。水通常喻指无意识以及神秘的未知世界。在炼金术中，水是一种神奇的溶剂。转化是炼金术的重要主题，而水在其中扮演着关键角色。荣格认为水总是与母亲相关，与包容和滋养有关。在前几个沙盘中出现的蛇和鳄鱼不见了，分析师欣喜地看到在沙盘中有一条从杨所在方向流向海洋的小河，那是这片海洋和杨的联结。这么多绿树就像他内在的生命力在生长，他一直以来使劲地让树扎根，现在终于开始生长，并且郁郁葱葱、枝繁叶茂。

在第二十九次沙盘游戏时，分析师和杨讨论了近期生活中的感受。他在学校和福利院的学习和生活都很顺利，按照分析师与杨之前的约定，这是最后一次沙盘游戏了。他欣然接受，他知道心灵花园的志愿者会一直在福利院为他们提供帮助。

沙盘游戏疗法案例与应用

杨感觉到沙子很软，让人很舒服。他先取了一些房子放在沙盘的四周，中间摆上财宝、礼物、水果、食品和生日蛋糕。右下角有灰太狼和武士，右上角有喜羊羊。见图5-27-1、图5-27-2。

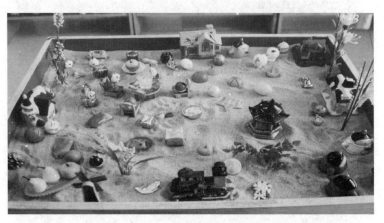

图5-27-1　杨的第二十九个沙盘

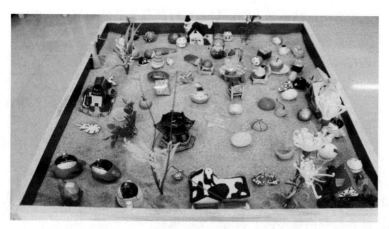

图 5-27-2 杨的第二十九个沙盘（分析师视角）

杨说这是愤怒的小鸟、喜羊羊、哆啦Ａ梦在一起过年，武士是保护大家的，礼物都是吉祥物，水果、食物、礼物是为大家准备的，哆啦Ａ梦、喜羊羊和武士都有自己的家。

在这次沙盘游戏中，沙盘的四周有了房子，从初始沙盘开始常被用的红房子不见了，换成了很结实的平房，这个像杨日常的生活环境，也预示着他内心深处的安全感在不断增加。初始沙盘中的神性沙具不见了，更多的是现实生活场景中的沙具。杨用了三个卡通作品里的角色——愤怒的小鸟、喜羊羊、哆啦Ａ梦来结束他的沙盘游戏之旅。它们本是没有任何关系的卡通形象，却在一起过年，品尝美食，享受美好时光。对于十来岁的男孩子来说，用这些卡通形象好像有些不成熟，但是也许这些动画片中有他最美好的回忆。这才是滋养他幼小的心灵，在他经历重大创伤后能够转化的因素。

童话故事最大的特征是想象力丰富，总是把恶和善极端化，通俗说就是坏人非常坏，好人非常好。童话里还包含了神奇的魔法、无尽的财富、凶恶的怪兽等元素，使故事能够引人入胜，打动孩子的好奇心。哆啦Ａ梦是来自未来世界的猫型机器人，用各种神奇的道具帮助大雄解决各种困难。《愤怒的小鸟》中的胖红从小孤僻，脾气不好，后来带领大家对抗绿色猪，从崇拜英雄到自己变成了英雄，展示了奋斗的历程。《喜羊羊与灰太狼》中的小羊没有父母，灰太狼有很多的发明。杨给了这些卡通人物归宿，它们都有了自己的家，故事中的内容影响着杨的人格成长。

创伤后应激障碍指人在遭遇或对抗重大压力后，其心理状态产生失调的后遗症，创伤包括遭到生命威胁、严重的身体伤害和心灵上的胁迫。儿童青少年因心理、生理发育相对不成熟，经历创伤性事件后难以用言语表达内心感受和创伤记忆，尤其是 8 岁以下的儿童，不会直接表达创伤后应激障碍的症状。所以杨会表现为注意力不集中、在家里听话而在外面特别调皮。他的体态不端正，从来都没有站直过，就像胆被吓破了。不管谁要接他出去，他都会同意，好像在寻找依靠。沙盘游戏给杨提供了表达感受的机会。

从两年多的沙盘游戏历程来看，杨因突发事件应激不良，导致一些症状的出现。在生活的现实环境中，管理人员没有把杨的这些症状当成是一种心理问题来对待。从杨的初始沙盘和结束时的沙盘来看，初始沙盘中出现了创伤主题，经过十几次沙盘游戏后转化意象出现。第一次到第四次沙盘游戏呈现分裂、混乱、受阻、掩埋等意象，暗含创伤的体验感受。杨在第五次到第十次开始用大量的水，与母性和滋养做联结，伴随着孵化、孕育、种树、祭奠等呈现。从第十一次到第二十九次，有两个主要意象交替出现：一个是海洋沙滩的意象，这可以理解为杨与母性更早的体验，与他的无意识有更深的联结，出现蛇、螃蟹等象征创伤的沙具，同时也多次出现了象征转化的意象——莲花、青蛙、水井和钓鱼翁。另一个是与家庭和现实生活联结的场景，比如水果世界、婚礼庆贺、家人聚餐的美丽夜晚。到第二十二次出现完整的家，出现去考试、旅行、孵化、孕育等意象，最后以出现大量的树和花、卡通形象聚会结束。两个主要意象（一面来自无意识的联结，另一面来自现实或者家庭的联结）交替出现，最后得以完成因创伤导致的应激反应的转化与修复。

第六章　沙盘游戏与抑郁疏导

第一节　临床个案研究：创造性
意象的疗愈作用

一、个案基本情况

（一）初始印象与基本评估

1. 初始印象

艾丽斯（Alice）是一位女性来访者，二十出头，高高的个子，长长的头发。文弱，腼腆，身体单薄，瘦瘦的，感觉没有什么活力。苍白的面庞偶尔流露的一丝淡淡的笑容透露着一股韧劲。

2. 寻求心理分析的最初原因

艾丽斯表示她不能很好地表达自己，尤其是表达自己的情绪和感受。她认为自己在与母亲的关系和工作方面都存在问题和困惑。

在随后的治疗过程中，艾丽斯表示存在严重的睡眠问题，有时要几个小时才能入睡，而且只有三四个小时的睡眠时间。艾丽斯时常感受到一种低落的情绪，以往感兴趣的事情现在则毫无兴致。她感到自己没有活力，自己的存在没有什么价值，对应该完成的事情，好像无法集中注意力。艾丽斯萌生过自杀的念头，也有过自残的行为。

虽然艾丽斯在人际交往方面存在困难，但是她的社会功能并未严重受损。

艾丽斯在一家外企工作，由于自己的内心痛苦和抑郁情绪，曾阅读了大量心理学书籍。在朋友的介绍下，前来寻求心理分析师的帮助。

3. 心理学反思

几次分析会面之后，基于艾丽斯的早期记忆、童年经历、主要的心理创伤和现在的生活状况，根据心理学的理论和评价指标，分析师认为艾丽斯的症状可能是一种抑郁情绪的表现。这和她在医院的诊断是一致的。

艾丽斯出生在一个农村家庭，在她两岁时，她的弟弟出生了。在其文化情境之中，许多父母重男轻女。在一定程度上而言，由于是个女孩，艾丽斯不被其父母所接受。这可能会影响到她的自我身份认同以及自信心。艾丽斯并不喜欢自己，而且会有一种无价值感。因此这会带来自我认同的问题。在沙盘游戏的历程之中，表征她自己的沙具意象的变化亦验证了这一心理学反思。

卡特（Carter，2009）认为沙盘游戏疗法有可能将心灵和身体联系起来；我们可以用手在沙盘中创建意象。在一位共情的他者的见证下，大脑中过于强大的意象可以通过非言语的方式表达出来。最终，文字和叙述可能会通过治疗关系浮出水面。艾丽斯的问题之一是她不能很好地表达自己，尤其是她的情绪和感受。但是她可以用她的手和身体来表达自己。所以像沙盘游戏疗法这样的非言语方法可以帮助她。

创造性意象涌现的过程使人们可以表达模糊的感受和内在冲突，也可以通过释放无意识消解心理的压抑或阻碍。意象呈现的过程就是以一种能被他人接受的方式表达"不可接受的"情感，无论它是爱、恨、羡慕、嫉妒还是攻击。沙盘游戏的过程是创造性意象涌现的过程。

在这一过程之中，我们的关注点在于：一是创造性意象呈现的方式；二是创造性意象涌现时个案的感受；三是个案对创造性意象的自由联想；四是对创造性意象客观层面与主观层面的理解；五是意识与

 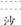

无意识的整合，标志是由象征所指向的意义能否为意识所认同和吸收，如果可以，则将带来心理意象上的变化，也会带来来访者相应的外在现实生活感受的变化。

本案例报告主要采用沙盘游戏疗法，亦结合绘画方法和梦境分析。在朵拉·卡尔夫的实践中，她将沙盘游戏疗法与绘画方法相结合。尤其是在"DEDE：语言障碍的五岁男孩"的案例中，朵拉·卡尔夫描述道："他原本无法以言语所表达的，现在借由绘画的方式表达出来。"（Kalff，1966/1980）这位来访者"DEDE"发展得很好，绘画表现了他活跃的想象力。

在本案例中，来访者通过创造性意象的逐步呈现，从不知如何表达自己，逐渐能够通过适当的方式将内在感受表达出来。而在此过程中，来访者一步一步地去面对自己的情结，通过自己的努力和分析师的协助，使情结在一定程度上得以转化。

（二）早期记忆与心理动力

艾丽斯的父母在她读六年级（12岁）的时候离异，在此之前父母之间处于一种"暴力搏斗"的状态。

在艾丽斯的早期记忆中，有两件事情令其难以忘怀。第一件事情是父母离婚之前，母亲曾威胁说要喝农药自杀。艾丽斯离放药的房子比较近，于是她在门上用粉笔写上"人活着要有价值"（她表示记得很清楚），而且在门上放了一盆水，以便万一出事她能听到声响，自己好赶过去。第二件事情是，有一次外婆那边有亲戚办喜事，父母一起过去，不知怎么的，父亲当众打了母亲一个耳光，母亲转而向艾丽斯大吼为什么不帮她，艾丽斯当时感到"茫然"。

个体心理学的创始人阿德勒（2000a）认为，精神生活结构中最重要的决定因素产生于童年早期。这一发现使我们能够把童年经验、童年印象和童年态度与往后精神生活的种种现象联结在一个不容置疑、前后关联的模式中。在所有的心灵现象中，最能显露其中秘密的，是个人的早期记忆。记忆绝不会出自偶然，个人只会选择那些他觉得对他的处境有重要意义的信息来记忆。因此，他的记忆代表了他的"生活故事"，他反复地用这个故事来警告自己或安慰自己，使自己将心力集中于自己的目标，并按照过去的经验，准备用已经试验过的行为方式来应对未来（阿德勒，2005）。早期记忆极为重要。首先，它反映了个人生活方式的起源及其最简单的表现。从这些早期记忆中，我们可以判断一个小孩是被宠坏了还是被忽视了，他学习与人合作的程度，他想同谁合作，以及他面临什么问题、他怎样去应对这些问题。而且，我们还可以从早期记忆中发现这个孩子与母亲、父亲及其他家庭成员的关系（阿德勒，2000b）。

艾丽斯的上述早期记忆清楚地表明了她与父母的关系，尤其是与母亲的关系。她的母亲并未能够充当一个提供滋养与呵护的角色，反而是艾丽斯要绞尽脑汁、挖空心思地去保护母亲。尽管她想尽力帮助母亲，但是年幼的她又缺乏这种能力，面对母亲的责难，也只能感到"茫然"而不知所措了。父母是孩子的第一任老师，父母如何对待孩子，孩子也只能如何对待父母，同理，也只能以同样的方式对待别人，对待自己。在艾丽斯的早期记忆中，她面对母亲的责难不知所措，这种童年的经历可能演变成她成人以后应对人际关系的一种模式。于是就出现了她所面对的问题：不知如何表达自己，尤其是自己的情绪和感受。在人们的印象之中，一提到母亲，脑海中浮现的意象经常是关怀、呵护、滋养与慈爱，但是现实中的母亲并不是完美母亲的意象，她也会展现出吞噬和幽暗的消极一面。与母亲原型相关联的特质是母性的关怀和怜悯，女性的神奇权威，理性难以企及的睿智和精神境界，任何有所助益的本能或冲动，所有这些特质都是温和而仁慈的，会呵护、维持并促进生长和繁育。从消极的一面来看，母亲原型可能意味着任何隐秘、潜幽、黑暗之事物，可以是深渊，可以是地狱冥府，可以是具有吞噬性、诱惑性和毒害性的任何事物，这些事物异常可怕而且像命运一样无法逃避（Jung，1954/1969d）。母亲原型的承载者首先是个体母亲，因为儿童一开始完全与母亲生活在一起，处于一种无意识的认同状态。母亲不仅是儿童身体上的依靠，而且是儿童心灵的归宿。随着儿童自我意识的增强，母子一体的程度就逐渐弱化，意识开始脱离它的源头——无意识。这会导致自我从母亲那里

沙盘游戏疗法案例与应用

分化出来，个体特质逐渐变得更为明显。所有那些附加在目前意象之上的优秀的和神秘的特质开始逐渐减少并转移到母亲最为亲近的人那里，比如外祖母。作为母亲的母亲，她比母亲"更伟大"，实际上她是"大的"或者"伟大的母亲"。她经常会显现出一些像巫婆那样的智慧特质。原型撤离意识层面越远，意识越明晰，那么原型就会呈现出越发明显的神话特征。由母亲到祖母的过渡意味着原型提升到了一个更高的级别（Jung，1954/1969d）。在艾丽斯的早期记忆中，母亲带给她的更多的是消极的情绪和感受。对于艾丽斯而言，消极的母亲情结可能也是困扰她的问题之一。这在后来的治疗过程中也得到了佐证。

由于缺乏来自母亲的爱、关怀和包容，艾丽斯很难发展她的自我身份认同和健全人格。所以在进行沙盘游戏的过程中，分析的抱持性空间可能会帮助艾丽斯更好地了解自己，发展她的自我身份认同。

父母离异后，艾丽斯跟随母亲生活，弟弟（比自己小 2 岁）跟随父亲生活。一年差不多见父亲一次，就是在春节的时候，这一年一次的会面只持续两三天的时间。所以父亲的角色是缺位的，她无法得到父亲的支持和力量。在分析的过程中，分析师感受到这种移情，希望尽最大的努力为她营造一个"自由且受保护的空间"，让她感受到"分析性氛围"的支持和包容。

虽然艾丽斯跟随母亲一起生活，但是母亲也没有一直陪在她的身边，为了生计常年在外打工。艾丽斯当时在舅舅家寄宿，且正是"发育身体"的时候，吃得多一些，舅妈嫌她吃得多。于是她想到一个"办法"，盛饭的时候把碗下面的饭压实，再在上面放一些松的，看起来比较蓬松，实际上还是比较多的。过了一段时间后，她又到姨妈家寄宿，虽然姨妈很凶，但对她很好。中午姨妈和姨父吃得很简单节省，把好吃的留到她晚上回来一起吃。可是不久姨妈因为癌症过世了。

由于父母的感情矛盾、升级的口角和肢体冲突，艾丽斯的整个童年蒙上了一层阴影。父母简单粗暴的对待，也使得艾丽斯在整个童年期都无法依恋父母，她的需要和情感无从表达，这无异于失去了整个童年。而青春期居无定所、颠沛流离、寄人篱下的生活，又使她几乎丧失了青少年的正常生活。艾丽斯所经历的黑色的童年和青少年时光，累积了大量的情感创伤。从她叙述的这些记忆中可以看出，生活对她而言是多么艰难。

艾丽斯的母亲对她管教很严，包括头发装束都要按母亲的意愿打理。艾丽斯表示很多感情、想法都被压抑了下去。一方面担心母亲（母亲身体不是很好），另一方面又想摆脱母亲的控制。现在母亲要来她工作的地方做一份保姆的工作，一方面又她担心母亲的安全，另一方面又害怕母亲控制她。所以她不同意母亲过来。消极的母亲情结据此也可见一斑。

（三）艾丽斯对心理分析的期待

艾丽斯对心理分析的期待如下：
● 艾丽斯想要在人际交往中自如地表达她的想法和感受。
● 她想改善自己的人际关系，尤其是与妈妈和领导的关系。
● 她还希望心理分析的方法能够帮助改善她的睡眠状况，晚上睡得好一些。
● 如果可能的话，她希望过一种更快乐和平衡的生活。
● 艾丽斯看到治疗室的沙具觉得"放松"，希望可以做沙盘游戏。

二、临床过程与分析：创造性意象的涌现与心灵成长

艾丽斯的心理分析是每周一次，每次50分钟。在第二次分析开始的时候，艾丽斯先是讲述了自己与母亲的关系，她希望母亲再找一个"爸爸"，觉得十几年了，妈妈一个人也挺孤单的，找个伴，可以相互照顾，因为自己以后成家，也不可能花太多时间照顾妈妈，但是妈妈身体又不好，所以现在她也在网络上帮妈妈找合适的人。以前妈妈不同意，理由是"为了你"。但是现在妈妈好像也能接受，不过妈妈对艾丽斯说"是不是要把我抛弃了"。然后艾丽斯呈现了她的初始沙盘。

沙盘游戏疗法案例与应用

（一）创造性意象的感受激活

1. 初始沙盘

在艾丽斯的初始沙盘中，没有使用沙具。她用沙子塑造了一个圆形的沙圈以及用沙盘的蓝色底面所表示的水域，见图 6-1。（做沙盘的时候，艾丽斯处于我们所看到的沙盘的视角，沙盘的右边是分析师的位置。）

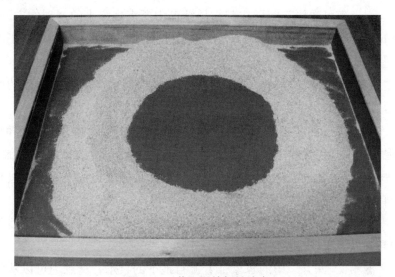

图 6-1　艾丽斯的初始沙盘

艾丽斯表示"这是一个很深的地方，不会被污染"，"希望把弟弟和邻居那个女孩（虽然自己过得不太好，但是相对那个女孩而言，自己还算'幸运'的了）接到这个地方"。然后讲到"命运是不是公平的"这个话题，艾丽斯觉得命运是不公平的，虽然靠自己的努力可以得到一些东西，但那始终是靠争取才获得的。

从艾丽斯的初始沙盘中我们可以看到以下表现。

防御：封闭的沙圈像一口深井，形成一个独立的空间；她说这里"不会被污染"。在象征层面，她是害怕被不洁的思想污染吗？这样的边界可以阻挡这种外部威胁。沙盘空空如也，没有使用任何的沙具，这也许反映了她内心的空虚和寂寞；边界给予艾丽斯一个暂时的安全之地，但同时亦隔离了各种支持因素。可能艾丽斯还没有做好心理准备，完全地信任分析师，展现自己的内心意象。

抑郁：空洞的沙盘给人带来一种沉静、死寂的感受，像是对任何事物都失去了兴趣。

疏离：沙盘场景呈现出杳无人烟之地，远离人群。这在一定程度上也反映出艾丽斯的现实人际关系状况和对人际交往的心理感受，以及面对人群无法表达自己的困扰。

以上都可看作艾丽斯在其初始沙盘中所表现出来的"创伤主题"（Mitchell & Friedman，2003），反映着促使艾丽斯开始其心理分析时的基本心理状态。

我们可以这样理解，当一个沙盘场景中创伤主题十分突出的时候，那么它的治愈主题必然是被深深地掩藏了起来。

对立双方的包容性与共存性是中国哲学中的重要思想。因而，"混乱"中所包含的"联系"、"空洞"中所包含的"线索"、"限制"中所包含的"保护"，都可能预示着沙盘场景的变化，以及治疗过程的转化。

在观察到"创伤主题"的同时，我们也可以从艾丽斯的初始沙盘中看到以下象征与表现。

滋养："深井"中的水象征着源自地下的泉水，寓意为可以从深远的无意识中汲取资源和营养，是一种滋润心田的养分，给看似空无和抑郁的心灵注入活力，这滋养之水可能会默默地浇灌出可人的心灵之花。荣格（Jung，1956/1970d）说："'中心之水'（central water）是灵魂或智慧的源泉，是内在生命之源。"荣格（Jung，1950/1970j）亦曾论述井和水："它（井）包含生命之水。"但是必须要有用来盛水之器皿。如果罐子坏了，漏水了，就需要新的。这口井可能含有"清冽的泉水，人们可以从中饮水"。人们可以从中取水，因为"它是可靠的"。艾丽斯拥有内心世界的资源，但她"需要新的把手或者修好的器皿"来"取水"——她必须找到一种方法来获得这一容器，并正确地使用它。

空间：任何事物的成长都需要空间，看似空洞的沙盘场景，从另一个角度来看，也为心灵的成长提供了足够的发展空间；同时还为分

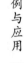

析师提供了心理分析的空间和机会。"容器"（container）本来就是心理分析中形容意识承受力的术语，而意识的扩展与承受力的提升，也是沙盘游戏分析与治疗的重要目标。分析师希望通过这个沙盘游戏历程，帮助艾丽斯发展她包容自己外在生活和内心感受的能力。

艾丽斯用沙子做圆圈的动作很像在抱持一样东西，她很仔细认真地做出最后的形状。在心理分析的实践之中，我们强调抱持（hold on）和包容（contain），分析师要通过自己的态度和专业技术，让来访者感到一种支持与安全感，知道总有人会在那个地方承托着自己，不至于重重地坠落，这又和沙盘游戏疗法中强调的"自由且受保护的空间"遥相呼应。在沙盘游戏过程中，分析师应营造一个安全与信任的氛围和空间，让来访者感受到被信任和被抱持，从而开始自己的体验之路。同时，我们相信治愈的力量来自来访者内心深处，分析师能够做到容纳性的守护、参与性的观察和陪同性的探索，协助来访者获得心灵的成长。

这个用沙子圈起来的水域也让分析师想起了尤罗博洛斯（Uroboros）的象征。它吞掉自己，又让自己复活，它是自我充足的循环象征，生命无始无终，永恒相续。艾丽斯用圆圈表达她的问题和解决方案。现在她被自己的情感所吞噬，但与此同时，情感中蕴含的能量若得以转化，便可以重获新生。

尤罗博洛斯描绘了混沌未分的阶段。衔尾蛇则是这种未分化状态的显著象征（Samuels et al.，1986）。这是人格发展早期阶段的隐喻。与此同时，圆圈可能显示出艾丽斯内心世界的未分化状态。她应该独立于她的母亲，有一个个体的自我身份。也许分析师可以帮助她发展其自我认同，成为一个独立的个体。

艾丽斯这种抱持的动作也显示了她对自己内心的呵护，对营造一个内心圣地的用心，这也为分析师如何对待内心世界、如何对待来访者做出了一种示范。艾丽斯的这种抱持也为她心理的转化提供了一种契机，而且用手创造意象的行动本身也释放了内心的能量，表达了内心的感受。而这种方式也正是应对艾丽斯"不知如何表达自己"的有效途径。身体活动的参与是表达性疗法的关键所在。"手是心灵和物质、内在意象和实际创造之间的媒介。通过手的操作,存在的能量变得可见。"(安曼,2012)内在的情结也得以面对和转化,正如荣格(Jung,1958/1970b)所言:"情绪的紊乱可以用另外一种途径来解决,不是通过理性的澄清,而是通过赋予情绪一个可见的形状。"通过绘画或者沙盘游戏,来访者可以将他的心绪用意象的形式加以表达。至于是不是手法纯熟抑或具有艺术美感并不重要,关键之处在于自由表达,而这种表达或许正是无意识意识化的一种有效尝试。

初始沙盘暗示着艾丽斯与分析师的关系还有待进一步建立。沙圈的封闭、沙盘的空洞,似乎是艾丽斯"有意"或无意推给分析师的"问题"。

2. 关系的发展与感受表达

在第三次分析中,艾丽斯呈现了第二个沙盘(见图6-2)。这次她选择了一些沙具。她首先选择了石头(8块淡白色,5块深色),从左下方摆到右上方,把左下部的沙子堆成一道类似墙壁或道路的形状与石头接上,然后将沙盘左上部与左下部都摆满植物。在左下方放入一条蜥蜴(用贝壳夹住,放到一块贝壳上,然后放入草丛之中,没有用手触碰)。她在沙盘下部放入6块贝壳,随后又放入1块,但是接着又拿了出去。在摆放椰子树的时候,也是用心挑选,认真选择放入沙盘之中的位置。在沙盘右下部她细心地挖出了一片水域。

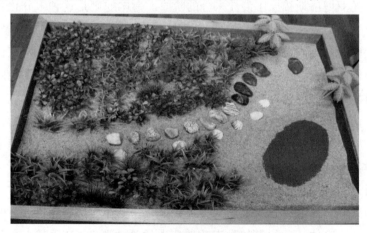

图6-2 艾丽斯的第二个沙盘

艾丽斯表示"感觉缺了一点什么，没有水的话会缺少一种灵气"。对于艾丽斯而言，水可能与她的生命能量相关联。荣格（Jung，1948/1968）曾有此论述："当水流进来，它能够唤醒被幽禁的无力身体与精神……渐渐地，它们可以振作，穿上花枝招展的衣裳，像明媚春天里的绚烂花朵。"

分析师看到艾丽斯看着沙盘微笑，她表示看到贝壳，觉得"很宝贵，很珍惜，像好朋友"。她指着石头说："那是一条追求之路，或者探险之路吧，不过我觉得应该更细、更小、更密。既然是探险，就会有蜥蜴吧！"艾丽斯表示她想放一只牛在蜥蜴前面，艾丽斯说："妈妈经常说我像牛脾气，经常与她对着干。"

分析师："你也这么认为吗？"

艾丽斯："嗯，我认定了的，我会去追求，可能有些倔强吧。"

随后又表示蜥蜴与自己遇到的现实问题也有关系，包括与领导的关系等。感到领导像是疏离自己，自己不怎么讨领导欢心。虽然有时觉得讨人欢心是一种特点，但自己有时还是不太会如此表现，即便做出讨人欢心的行为可能也比较僵硬。尽管有时在熟人面前可以尽情展现自己，但很多时候还是不能自由地表现自己。

相对于初始沙盘，艾丽斯的第二个沙盘显得更为丰富，更加富有生机和活力。一条她称为"追求之路，或者探险之路"的石路也是她寻求心灵成长之路，从左下方所代表的无意识通向右上方所代表的社会生活领域。右下方的水域既是艾丽斯内心"灵气"的展现，也可能是对分析师的友好表示。

这个沙盘中唯一的动物——蜥蜴，出现在她的探险之路上（见图6-3），而艾丽斯表示她想放一只牛在蜥蜴前面，作为"经常与妈妈对着干"的有着"牛脾气"的自己。蜥蜴属于冷血爬虫类，俗称"四足蛇"，有人叫它"蛇舅母"。蜥蜴与蛇有密切的亲缘关系，二者有许多相似的地方。当今世界上几乎所有的分类学家，都把蜥蜴和蛇共置于爬行纲下的有鳞目中。许多蜥蜴在遭遇敌害或受到严重干扰时，常常把尾巴断掉，断尾不停跳动吸引敌害的注意，它自己却逃之夭夭。作为一种冬眠动物，蜥蜴象征着死而复生（比德曼，2000）。以此为线索，蜥蜴可能象征着艾丽斯负面的母亲情结。在她的心灵成长的探险之路上，要去面对并转化负面的母亲情结的影响。象征通常具有多种可能。蜥蜴作为这个沙盘中的唯一动物，可能也象征着艾丽斯自己。作为冷血爬行动物，蜥蜴更为原始，对于环境变化的适应性也相对更弱一些。这可能象征着艾丽斯未发展的自我，还没有足够的能力站立起来，因而只能贴着地面爬行。而右下角的水源带来了滋养，也象征着分析师提供的协助。

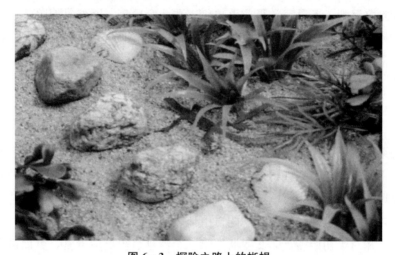

图 6 - 3　探险之路上的蜥蜴

　　在第四次分析中，艾丽斯拿着一个装着沙具的小篮子从一个沙具架走到另外一个沙具架旁，又重新走回去。来来回回，没有选到合适的沙具。最后拿了三块石头，分别放在沙盘的左上部、左下部和右下部三个位置。见图 6 - 4。随后艾丽斯开始用手画平行于左下到右上对角线的平行线，然后画平行于左上到右下对角线的平行线（分析师观察分别为 9 条）。

　　艾丽斯表示在当下有一种冲动，想把左上部那个石头扔出去。她说知道那代表着什么。

　　分析师："你讨厌它吗?"

　　艾丽斯："也算不上讨厌吧。"

　　分析师："爱恨交织?"

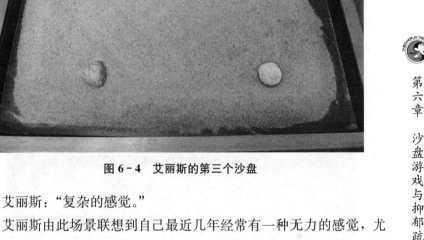

图 6 - 4　艾丽斯的第三个沙盘

艾丽斯："复杂的感觉。"

艾丽斯由此场景联想到自己最近几年经常有一种无力的感觉，尤其是在清晨，感到没有力量起床，待在那里感觉像漂在大海上，被吸走了能量。有时会想那样"走掉"就好了。如果还能想到白天要做的事情，那感觉可能还要好一点。曾经有一种绝望的感觉，不过现在会好一些，自己一直在努力处理。

现在艾丽斯的情绪经常处于一种轻度抑郁的状态，谈及这一年多来让她感到开心的事情，她想了很久才想到三件事（开始工作、上班和弟弟的一个电话）。她表示自己也希望能得到周围人的认可，希望有一些支持性的因素。

"生活对人是不一样的，有的人得到的太多，有的人承担的太多。"犹如艾丽斯用手在沙子上画出的线条一样，"九九八十一难"（9×9），她确实需要承担太多重负。然而，生活的苦难也可起到一种磨砺的作用，这也就是古语"艰难困苦，玉汝于成"① 所包含的深意吧。艾丽斯的第二个和第三个沙盘都使用了普通的石头，虽然看上去

① 出自北宋哲学家张载《西铭》："富贵福泽，将厚吾之生也；贫贱忧戚，庸玉汝于成也。"

普普通通，但是经过雕琢之后，心性的美玉就会显现出来。当然这个过程，也体现出心理分析"理"之效用。《说文解字》中将"理"注解为："治玉也。从玉里声。"同时，《说文解字》中称"玉"为石之美。这玉之美，要通过"理"之雕琢。心之理与治玉有关，实乃治愈的关键所在。其中也包含心理分析之炼金术的意境，包含着心理分析之治愈与转化的意象（申荷永，2009）。

　　与前三个沙盘相比，艾丽斯的第四个沙盘有了比较大的变化（见图6-5）。艾丽斯自己意识到前面几个沙盘中都没有人物，这次想选择人物，不知能否找到合适的人物。分析师回应她"还是根据自己的感受吧"。

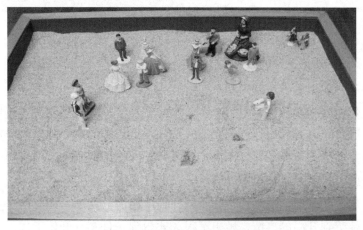

图6-5　艾丽斯的第四个沙盘

　　然后艾丽斯选择了几乎全部是人物的沙具，但是代表自己的却是一只兔子。在分析师的临床经验当中，人格中退行的那一部分在梦中或者想象之中，通常是一种易受伤的、幼小的、无辜的儿童或动物意象的形式，羞愧地隐藏起来，偶尔也会以最爱的宠物——猫、狗、鸟、兔等形式出现。

　　艾丽斯："静如处子，动如脱兔，不过自己很多时候太安静了。"

　　艾丽斯想选取人物的另一个"契机"，是那天妈妈告诉自己大伯家的堂哥离婚了，之前大伯家的堂姐也离婚了，"大伯可能会很伤心"。艾丽斯表示这只是一个家庭场景:左下部是爸爸和弟弟,右下部是妈妈和自己,右上部是爷爷奶奶,中间是大伯和伯母、堂姐和她的前夫、堂哥和他的前妻。左上部是二伯父、伯母、堂姐、堂哥和堂嫂。现在和他们很少联系,相互之间没有什么共同话题。

然后艾丽斯在沙盘的中下部拨弄沙子,感到"想找一个人打架"。她表示有时就会有这种攻击的冲动,但很多的时候是指向内部的,很怕自己沉浸在那种无力的感觉中而采取过激的行为。

分析师与她约定,当沉浸于自我攻击的情境之中时,要尽快地"跳出"那种情境,尽力避免采取一些过激行为。

3. 水之意象与身体感受

虽然艾丽斯的前面几个沙盘都呈现了水的意象,但是在第五个沙盘中她往沙盘之中注入了水。这是艾丽斯的第一个湿沙盘。她将两瓶水倒在沙盘之中,从右下角呈弯曲状一直倒到沙盘的左下角。见图6-6。随后表示完成了。

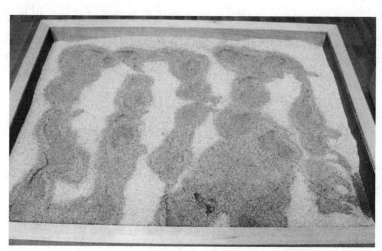

图6-6 艾丽斯的第五个沙盘——水之意象

艾丽斯在沙盘的中下部用手拨弄了一下沙子。随后开始流泪。她表示面前的这个沙盘场景引起了一种"模糊的感觉",有些"轻微的悲伤",引发她"很多感触",但是具体是哪些感触还不是太清晰。具体到身体上的感受,艾丽斯说右手会有些"抖动"。随后,艾丽斯开始表现出比较强烈的情绪（出声的哭泣）。过了一会儿，艾丽斯情绪逐渐平复，她谈到自己也不清楚为何此沙盘场景会引起她"情不自禁"的情绪反应，只是自己比较关注水倒入沙盘时形成的那种意象。（分析师放缓节奏，引导来访者关注并丰富那种水接触沙子，以及由此而引起沙子变化的意象。）艾丽斯表示如果此刻有香烟的话，她可能会想抽一支。她在先前与男友分手时曾抽烟，抽烟会让其体验到一种释放压抑情感的感觉。

当艾丽斯再度关注沙盘时，感到虽然有些起伏，但是比较"平静"。她用手去抚摸那些可能因手的抖动而形成的一些凹坑，感到"厚实"，像"堤岸"。当用手接触到这些沙子形成的凹坑时，艾丽斯感到"更进了一层"，像是接触到了"心的最深处"。

艾丽斯觉得这个沙盘场景像是一幅刺绣，她说自己喜欢手工的东西，喜欢那种颜色，像土地的颜色。

这一注水的沙盘场景在很大程度上激发了艾丽斯的身体感受，而且使得艾丽斯接触到内心深处的情绪和感受并通过意象呈现出具体的形态。水具有很强的溶解能力，可以溶解许多固体物质。如果情结是坚硬难解的情绪丛集，那么在象征的层面上，水和眼泪可以软化甚至消解这种坚硬之物。

沙盘游戏疗法案例与应用

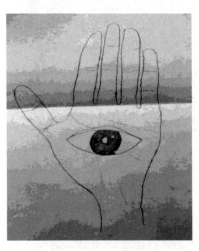

图 6-7　手中之眼

4. "看"——全视之眼

在第七次分析中，艾丽斯回忆上次为什么情绪反应那么强烈，表示可能是自己将水与时间联系在一起，水在沙子上形成一些痕迹，联想到时间的流逝（逝者如斯夫，不舍昼夜），而自己所获甚少。在第七次分析中，艾丽斯呈现了分析过程中的第一幅画（见图6-7）。

画面之中"有一只大眼睛试图保持清醒，但有一只无形的手控制了形势"。分析师陪伴来访者一起观察体验这幅绘画，艾丽斯感到眼睛大而无神，那只手是一种偏负面的控制力量。这没有神采的眼睛可能与艾丽斯的睡眠问题相互关联。

而这"手中之眼"之画也不禁令人想起那著名的意象——全视之眼（All-seeing Eye）。

全视之眼，又称上帝之眼（Eye of Providence），代表着上帝监视人类的法眼，警示人类的所思所行都被上帝观察着。艾丽斯的初始沙盘中呈现的界限与防御，可能与担心受到肮脏的思想（polluted ideas）的污染有关。如若全视之眼可以洞察一切，包括洞悉其内心的秘密，那势必会引起她内心的焦虑，其失眠可能也与此有关。

有人认为全视之眼是源自古埃及的荷鲁斯之眼（Eye of Horus；见图6-8）。在基督教《圣经》中也多次提及此概念。在中世纪和文艺复兴时期的肖像画法中，眼睛图案明确象征着基督教的三位一体。在现代，全视之眼亦见于美国国徽的背面（见图6-9）。

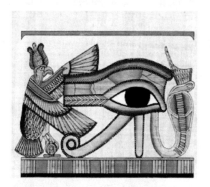 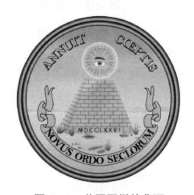

图6-8　荷鲁斯之眼　　　　　图6-9　美国国徽的背面

意象总是包含丰富的信息，这一意象也让人联想到汉字意象、手中之目乃"看"，这"看"或许表达了艾丽斯的内在需求，需要被看见，被镜映（mirroring）。在艾丽斯的成长过程中，这种正常需求可能被忽略了，那么在分析的进程中，或许也提醒分析师要能够营造"自由且受保护的空间"，"看"到来访者的内心需求，从而真正理解来访者，做到共情和抱持，当然包括理解她的孤单与沮丧……

艾丽斯表示自己会有意无意地将自己限制在一个范围内，而不去体验丰富多彩的生活，感到生活有些单调，有时会感到孤单。这只看不见的手可能象征着对她内心世界的一种限制，对生活的无数可能性的一种限制，就像她的初始沙盘里由沙子围成的圆圈。这是一个边界，也是一种限制。

艾丽斯表示害怕不确定性，害怕选择，害怕自己能力不够。当感到无力、沮丧、无意义的时候，会抽烟，让自己的思想暂时"飘逸"，等自己体验完了就拉回思绪。有时站在很高的阳台上，觉得有些害怕，但是有时会有想跳下去的冲动。这种沮丧、抑郁及自杀冲动，如若以一种负面的方式行之于外，那将是悲剧式的结局。但是，如果这种内在感受可以以一种意象的形式象征性地表达出来，那就提供了一种机会去面对这种感受，并有可能将其加以转化。以下这些绘画意象便是通过这种尝试表达出来的。

　　5. 抑郁和孤独的表达

在第二幅画中（见图 6-10），艾丽斯表示在墙角蹲坐的女孩就是她自己，她想"逃避"，感到"抗拒"。第三幅画（见图 6-11）展现的是艾丽斯梦中的意象。她在一条河边走，船在河里和她一起移动，最后她面对那些船，"平静"而"淡然"。船上有祭祀用的白花，虽然是漆黑的夜晚，而且有雾，但是白花依然清晰可辨。她感到有些"害怕"，有一种想跳下去的冲动，想要与水融为一体或是随着水的波动而波动。

沙盘游戏疗法案例与应用

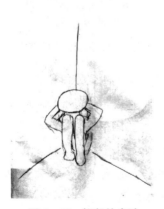

图 6-10　抑郁的表达

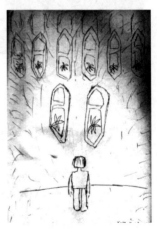

图 6-11　孤独的背影

分析师："在河边只有一个人，看起来好孤独。"

艾丽斯因此意象而感受到情绪波动（开始流泪）。

分析师也用心去体会艾丽斯呈现的意象所表达的抑郁和孤独，给予充分共情，尽力去营造一种包容和支持的氛围。随着分析与治疗过程的进展，分析师与艾丽斯之间也更加了解，建立起了诚挚与信任的关系。艾丽斯的顾虑越来越少，创造性意象的涌现和自由联想变得更为顺畅。

但是信任关系的建立绝非易事，艾丽斯谈及她因表哥曾叫她一声"妹妹"而感动良久。但是去年正是这位表哥对艾丽斯做了"不好"的事情，"有不好的想法"，不过艾丽斯躲了出去。艾丽斯认为这破坏了她对表哥的"信任感"。分析师认为艾丽斯并非有意提及她与表哥的关系来说明信任的重要性，但是这或许也表明她对自己与分析师之间的信任关系存在些许疑虑，也是她的无意识对这一关系的一种善意提醒：不要滥用信任，否则将破坏关系！

艾丽斯在此次分析中也谈及自己的姨妈，她很想念这位姨妈。相对自己的母亲而言，这位姨妈在她青春期的时候对她的陪伴和照顾让她感激和怀念，因而这位姨妈更多呈现的是一个正面的母亲意象，与艾丽斯的负面母亲情结相对应。

6. 从控制中逃离

正如艾丽斯的第一幅画所表达的那样，"一只无形的手控制了形势"。在第九次分析中，艾丽斯呈现了另外一幅被手控制而女孩意欲逃离的画（见图6-12）。

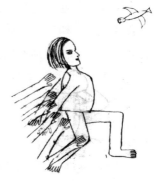

图6-12 控制与逃离

画中呈现了六只手抓住一个女孩的手和脚。女孩"努力走出来"。小鸟是一种"激励"。女孩感到有一些力量拖累着她。

分析师："从画面中感觉她有一种向前的力量，而且还有小鸟在陪着她。"

艾丽斯："看着还是有些担心，怕她可能走不出来。"

分析师："嗯，不过她在努力，而且有一种力量感。"

鸟是自由的象征，也是心性或心灵的象征。这只鸟的出现也可能反映出艾丽斯摆脱束缚的渴求以及内心力量的感召。

7. 生命力量的展现

正是在这种自由的感召之下，艾丽斯又呈现了一个"大树"意象。这是"健壮、茂密、安静地站在那里的一棵大树"。见图6-13。

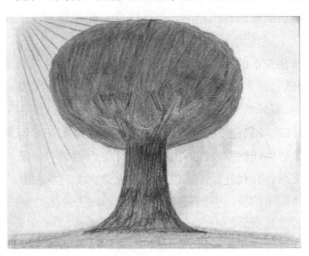

图 6-13　大树

分析师引导来访者去体会对这棵大树的感觉。艾丽斯观察画面，描述树叶很茂密，这是一棵在成长的树，大概有三四十年的树龄，树皮有些斑驳。树叶让她感到放松，她用手去抚摸树冠，并想象着抚摸真实的树叶。分析师看到艾丽斯红了眼眶，问她感受到了什么。艾丽斯想起小学三四年级的时候，曾给《故事会》寄了一篇自己写的故事，没想到主编寄给她一张明信片，明信片上面有一棵树，不过树冠是尖的。当时她感到有些"惊喜"。艾丽斯觉得画中的这棵树像一个"保护者"，有"很宽广的胸怀，在树下面感到很安全"。

艾丽斯也展开了与这棵大树的对话。

大树："不要怕。"

艾丽斯："好。"此时眼泪涌出了艾丽斯的双眼。

大树："孩子，过来坐坐吧！"

艾丽斯："嗯……谢谢你！"

然后是大树的沉默。

荣格（Jung，1948/1968）曾写道："树通常是人格的象征。"他还援引佐西莫斯（Zosimos）的论文，认为转化过程正如树的成长历程。佐西莫斯曾论述转化过程正如一棵被悉心照料的树。有了足够的水、适宜的湿度和温度，树就开始成长。正是得益于大自然的滋养，于是树开始开花结果。我们所能做的便是细心照料。在包容的分析氛围中，艾丽斯的自我力量逐渐显现。

从大树意象的色调来看，绿色和黄色鲜艳明快，给人温暖和生机勃勃的感受。绿色是春天的颜色，象征着希望和憧憬。春之生机，势不可挡，但是草木初生，必然面临重重困难。正如《说文解字》对屯卦的描述："屯：难也，象草木之初生，屯然而难。"（屯卦是《易经》六十四卦之第三卦。）但是震雷能鼓动发育万物，坎水可滋养润化万物，万物初生虽面临艰难险阻，但能够顺应时运突破艰难的万物必欣欣向荣。

这种艰难在艾丽斯的下一个绘画意象中也得到了呈现（见图6-14）。

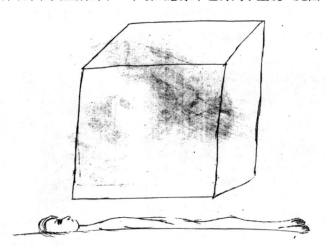

图6-14　重负

艾丽斯说上面是一个大石头，马上就要压住下面的人了。下面的人很难承受如此巨大的压力，感到压迫，几乎要窒息了。艾丽斯表示画完以后感觉上面的那个大石头又像是房子。

艾丽斯谈到"对这个社会好失望"。感到自己的力量太弱，自己"太渺小"。"我们是靠内在力量支撑下去还是靠外在力量支持呢？"她表示有时会感到"枯竭"，像是一个"皮囊"。

分析师也给予她回应："我们是很渺小，但是即便如此，也是可以做一些自己能力所及的事情。外在力量的支持固然重要，但是相对而言，内在力量更为根本。"

艾丽斯对依靠外在力量还是内在力量这个问题的纠结，也促成了下一个沙盘意象的涌现。

（二）意象体验与情结面对

在第十二次分析中，艾丽斯呈现的沙盘场景见图6-15。

艾丽斯花了十几分钟的时间用小筐子选好沙具。她在中间拨开沙子，将沙盘分成上下两个部分。在这个沙盘之中，出现了这样一些主要的沙具：（1）左上部的佛像；（2）右下部的大母神（见图6-16）；（3）中间的鱼、船和龟；（4）左上部的男人；（5）右下部的女孩、食物（见图6-16）；（6）宝石和贝壳；（7）左下部的猫头鹰；（8）上部的草（杂草变为单一品种的草）；（9）中间的桥。

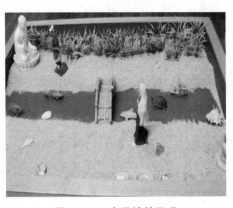

图6-15　大母神的显现

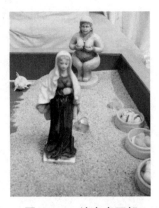

图6-16　沙盘右下部

这个沙盘相对艾丽斯最初的几个沙盘变化很大，整个沙盘场景更为丰富，而且展现出一种内在的联系。猫头鹰的习性是夜间活动，适应黑暗，具有探索无意识的象征。大母神作为正面的母亲原型意象，提供了一种支持和滋养。在沙盘游戏的过程中，食物的出现是一种积极的意象，包含孕育与滋养的意义。神灵意象的呈现包含着某种神性的存在与影响，也展现了艾丽斯内在心灵的成长。"祭如在，祭神如神在。"（《论语·八佾》）神灵寓意着虔诚与崇敬。正如心诚则灵，"精诚所至，金石为开"，也是沙盘游戏分析与治疗的根本所在。

虽然一条河流将沙盘上（通常象征意识）下（通常象征无意识）两个部分隔离分裂，但是一座桥梁将其连接。桥梁居于中心位置，反映了艾丽斯进行内在沟通所做的努力。

布莱德温（Bradway，1985）写道："沙盘游戏的一个核心要素便是促发对立面的面对与统合，从而引致一种趋中和整合。"她认为，桥可以联结对立面。她继续写道："桥是联结的显而易见的表达。"她认为放入桥是一种联结的实际尝试，"荣格认为桥代表超越功能这一现象"。艾丽斯的沙盘中出现的桥，可能具有联结其意识与无意识、阴性一面与阳性一面的潜力，或者说正在联结着这对立双方。

在对沙盘场景进行体验和联想时，艾丽斯说，右下部的大母神"有生命力，可以提供滋养和支持，但是可能是外部的力量"。

分析师："不过这种力量也存在于我们每个人的内心之中。"

"旁边有食物，但是害怕，不敢吃。天上掉下来的，不是自己努力得来的，可能是短暂的。"这内心的滋养（沙盘中的食物）可能来得有些太快，艾丽斯还没有做好吸收的准备。

艾丽斯表示，"那个女孩是我自己，我也找不到太合适的，只是找了一个安静的女孩"。在艾丽斯的第四个沙盘中，她用一只小兔子代表自己；而在这里，她用一个美丽安静的少女来代表自己。自我意象的变化反映了艾丽斯内心的成长。随后呈现的绘画也反映了艾丽斯对自己的看法和认识（见图6-17）。

画面上是一个女生（起初没有眼镜，到最后才加上去的）。下面看起来像是茧束缚住身体，但艾丽斯的本意是想表达像拧绳子一样的

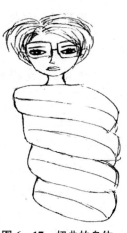

图6-17 扭曲的身体

扭转。艾丽斯表示这会让其感到舒服一些，这种扭曲只是艾丽斯缓解她巨大痛苦的一种方式。她感到"抑郁、悲伤、有些烦"，愤怒也被压抑下去。尽管客观上来看，艾丽斯感到自己的生活很痛苦，不过她总是将其合理化为"还好"。但是那种巨大的痛苦又需要得到释放，于是只能通过一些扭曲的方式得以缓解。

如果按照看上去像"茧"的形状去理解的话，一方面那种姿势让来访者感到"安全"，另一方面也会感到那样"被束缚住了手脚"。

艾丽斯在最后明确表示自己尽力想摆脱母亲的控制，但是现在还是无法实现。以此为线索，我们可以推测，这"茧缚"可能源于负面母亲情结。

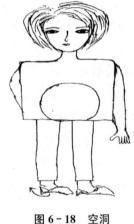

图 6-18 空洞

在第十五次分析中，艾丽斯依然呈现了一个有关自我的意象（见图 6-18）。

上面头部是一个女生（和上次的绘画非常相像），下面的身体"很僵硬"，中间有一个空洞。

艾丽斯画完以后，"觉得很奇怪"，表示"头和身体不协调，不搭配"。分析师让艾丽斯去观察一下这幅画，尝试去体会这幅画带给她的感受。艾丽斯表示对意象的感受是"心疼"。分析师引导艾丽斯去关注这种"心疼"的感受，放缓节奏，试着去体会一下这种"心疼"。

分析师："这幅画是整体还是哪个部位引起了你这种'心疼'的感受呢？"

艾丽斯表示是腹部中空的部分，她感到"空洞"，"像在半空中飘荡"而且"弥散"。艾丽斯表示最近工作没有效率，而且睡眠也不好。

分析师指出这次的绘画与上次的相似之处（头部）和变化之处（身体部位），艾丽斯表示"身体至少部分出来了"。但是艾丽斯依然感到"枯萎、无活力、无希望、压抑"。分析师予以共情并在一定程度上平复其情绪。

沙盘游戏疗法案例与应用

这种内在的"空洞"或许是对温情和关爱的一种渴望，唯有温情脉脉的关心与呵护方能对这种心灵的空洞予以抚慰。对于我们每个人而言，或许都希望有一个温暖舒适的心灵家园，如若我们倦了累了，可以安心地被其包裹，休憩调整，积蓄力量。

在接下来的分析中，艾丽斯呈现了一个美丽的"心灵家园"场景（见图 6－19）。

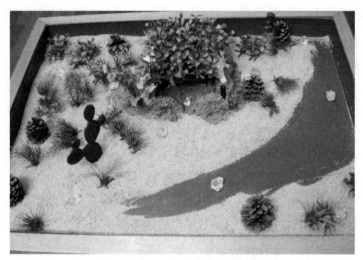

图 6－19　艾丽斯的心灵家园

艾丽斯将水倒在沙盘的中上部，将九个白色的宝石三个一组横竖排列，把湿沙子堆在其中三面之上，中间放入小木棒做结构，每面墙上两根，又在上面放上湿沙，四个角落各插入一根木棒，用五个珊瑚做顶，随后又拿了一块草皮放在顶上。然后艾丽斯用小草在旁边做点缀，用手在沙盘上画出一条小溪，将白色宝石随手扔在沙盘里（恰好也是九颗），又用一些小花点缀其间。大概花了 25 分钟做完沙盘。

完成以后，艾丽斯看着沙盘场景，她表示希望建一个坚实的、更大的房子，但是对现在这座房子是否坚实不是很确定。"房子处于一个大花园之中，有一条小溪。"艾丽斯突然记起要拿一些散的贝壳，房子有吸引力可以将这些贝壳吸过来形成一个东西。

然后，艾丽斯突然感到"荒凉""生气不够""房子不够高"。她说挺喜欢仙人掌的，觉得它"生命力顽强"。她说也常记起尼采的话："一切没能杀死我的，将使我更强大。""这句话有时有用，但不是时时有用。"

分析师："嗯，我们既需要意志努力，也需要温情支持。"

和第十二次分析中的沙盘相对照，河流变成了花园中的小溪，整个场景表现的是一个大花园，而房子在其中具有重要地位。艾丽斯花了很多时间精心建造和装饰房子。房子很坚固，周围的环境也很漂亮。卡尔夫（Kalff，1966/1980）说："房子是人内在世界的象征。"这座坚固的房子可能象征着艾丽斯的内心世界。房屋的出现，表达了艾丽斯的内心世界的巩固，可看作艾丽斯意识承受力的提升。

（三）意象整合与情结转化

1. 破茧化蝶：感应与转化

在荣格分析心理学的意义上，心理分析的实践不仅仅是对被分析者的医治，同时也包含着心理分析师本人的心理成长，以及整个心理分析过程中分析师与来访者的相互影响，这是一种双向的动力过程。荣格曾经这样说："（医生与病人）两个人格的相遇，就像两种化学物质的接触一样，只要这种接触引起了任何反应，那么双方便都被改变了。"决定分析师与来访者这种相互影响的力量，从本质上说来自无意识，以及由无意识的气氛所触发的共情和感应（申荷永，高岚，2004）。

申荷永教授将"感应"理解为中国文化心理学的第一原理，并且认为感应也是心理分析的关键；有感应就会有转化，就会有心理分析治愈与发展的效果。

在第十九次分析中，艾丽斯呈现的沙盘场景如图 6 - 20 所示。

艾丽斯用两个手指捏着沙子，沉默了好久。然后艾丽斯把水注入整个沙盘，将所有沙子变成湿沙。她用双手将沙子在湿的沙盘中央堆成一个沙丘。在这个过程中，艾丽斯像冰一样凝固的面部表情慢慢开始融化。她好像兴奋起来。然后把沙丘抚平，做成一个有四个端点的比较平的形状。在下面用沙子做出一个"八"字形，在上面画了一个圆，在中间画了一个"十"字（后来将"｜"形填平了）。艾丽斯在每个圆弧内画了一个三角形，又在四个端点上画了螺旋形。随后她把

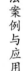

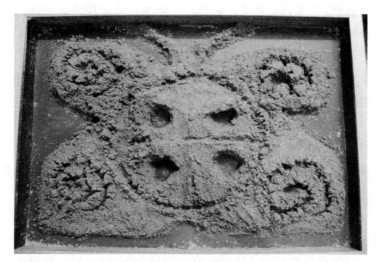

图 6-20　破茧化蝶

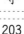

四个三角形里面的沙子都掏了出来，放在相应的一端。最后艾丽斯还用手把左右两端中间部分往里面推了一下。她完成后看着眼前的沙盘，沉默。

这一沙盘场景形似曼荼罗，对称平衡完整。从外形来看，艾丽斯呈现的沙盘场景像一只振翅欲飞的蝴蝶。蝴蝶从虫卵到幼虫，然后从幼虫到虫蛹，经过结茧与破茧的过程，蜕变为蝴蝶，获得一种全新的生命形态，常被用来比喻或形容心理的转化（申荷永，高岚，2004）。

正如默里·斯坦（2003）在《变形：自性的显现》中所描述的那样："毛毛虫将化为一种完全不同的生命存在——一只蝴蝶，再也不为泥土所累，而代之以盘旋花上，穿梭花间，以空气的流动和自己的直觉为依归。它将使自己摆脱坟墓般的茧缚，弄干它的翅膀，生出展翅高飞的技能。"

对艾丽斯来说，这种转化潜能可能体现在这一"蝴蝶"意象之中。

在第二十三次分析中，艾丽斯表示："自己的感觉没有完全发展，现在好多了。原来像是隔着玻璃那样。"

分析师："也不一定是没有完全发展，也许是我们还没有很好地认识自己，那我们就一起来找找感觉吧。"

艾丽斯："尤其是触觉，记得有一年冬天大家围坐在一起，爸爸可能是因为感到愧疚吧，要拉我的手，我赶紧缩了回去。"

分析师："嗯，也要给自己一些时间吧。"

艾丽斯的梦境之中出现一条蛇，据此她联想到姨妈（已经过世）家未修房子之前，住在一个小山坳里，姨妈看到一条菜花蛇，姨父说："没事，蛇可以抓老鼠。"艾丽斯沉默。"很想姨妈"（眼圈变红），"有时候一个人会想她，躲在被子里哭"（流泪）。

分析师："你姨妈在你成长的重要的阶段，和你在一起，尽管有时会让你觉得尴尬。"

艾丽斯："尽管如此，但那不是重要的。她关心我，只要是有一点点关心，我就已经很感动了。别人给我一朵小红花，我觉得已经是天堂了。我也会想艾新（她的一位女领导，化名），我一见到她就像是遇到了知音一样。"

分析师："想到艾新，想起姨妈，她们有什么共同的地方吗？"

艾丽斯："一位好母亲吧，这也是一种补偿吧。"

分析师："生活对每个人可能不太一样，可能有些人会幸运一些，得到更多的关心。"

艾丽斯："我并不认为是幸运。对我来说，我自己得到的关心不多，我就会有意地去注意自己的行为，更关心身边的人。"

分析师："所以，你已经注意到了这个问题。"

艾丽斯："是的。"

分析师："这何尝不是生活带给你的一个礼物呢？尽管来之不易！"

用手去创造意象的过程，是感受的凝聚，也是一种感觉的运用，尤其是触觉。这也可以在一定程度上解释艾丽斯认为自己"感觉没有完全发展，现在好多了"的原因所在。对姨妈的想念和描述凸显了姨妈"好母亲"的意象，也映衬出负面母亲情结对艾丽斯心理和生活的影响。但正是这种生活的磨砺，使艾丽斯一旦能够意识到这种情结，并合理地面对并转化这种情结，那么她也便更能理解、体会他人的难处，从而更好地理解、关心他人。

沙盘游戏疗法案例与应用

2. 转化与成长：灵性的展现

随着分析过程的进行，通过创造性意象的涌现，艾丽斯得以表达自己的感受。面对内心的情结，不仅心灵获得了成长，意识承受力逐步增强，而且她的生活也在悄悄地发生变化。就像在第二十五次分析中艾丽斯所描述的那样："现在越来越多的人觉得和我说话很舒服了，也有很多人在追我。"艾丽斯变得越来越受身边的人欢迎，而且更为重要的是，她也越来越可以接纳自己，尽管自己还存在诸多问题。

在第二十六次分析中，艾丽斯所呈现的沙盘场景（见图 6-21）也反映了她对待自己和自己需要面对的问题的态度的变化。艾丽斯用下边的沙子做出一个太阳脸，是一个笑脸。用沙子绘出光芒的形状，这是属阳（solar）的一面。左上方的沙子像个月牙儿的形状，这是属阴（lunar）的一面。阴和阳这二重属性呈现在同一个沙盘之中，有着炼金术整合（alchemical connection）的意涵，荣格曾用"神秘合体"（Mysterium Coniunctionis）描述此种过程。在另一边（右上方，靠近分析师的位置）做出一个心的形状，上面放了一颗粉红色的小珠子，这颗心，或许正是那超越性的第三方，象征着爱和感受。正是由于爱，阴与阳结合的可能性变为现实。艾丽斯所表达的对分析师的感谢以及心的形状所传达出的感觉，从一个侧面也反映出她的变化和成长。

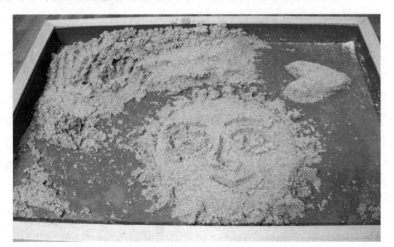

图 6-21 太阳笑脸

艾丽斯的这种变化和成长，也反映在她要面对的母亲情结的变化之上。在分析初始，意象呈现出负面母亲情结的吞噬、束缚和控制。随着治疗的进展，艾丽斯努力面对这种情结，负面母亲情结也逐渐发生转化。在第二十七次分析中呈现的绘画中（见图6-22），艾丽斯与大地母亲紧密地联结在一起，正面的母亲原型给予她更多的力量。

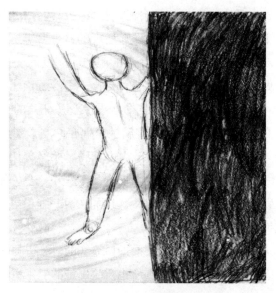

图6-22　与大地母亲的亲密接触

艾丽斯这样介绍她的绘画："这个人趴着，处在两个世界的边缘，右边的黑色世界对她有一点压迫感，但不是很大。原来喜欢白色，但是现在觉得黑色也挺有魅力的，有一种神秘感，挺诱惑的，吸引人去探索。"艾丽斯呈现的自我意象何尝不是对神秘的无意识领域的探索呢？

分析师："她是趴着的，这种姿势让你有什么感受或者让你想到了什么？"

艾丽斯："我想到了与大地的联系。我小时候会和小伙伴一起在田地里玩，虽然要做一些农活，但是那种稻草的香味、游戏的乐趣，让人很开心。现在很多都变了，也无法回到过去，很失落。"

沙盘游戏疗法案例与应用

艾丽斯："趴在那里与大地紧密接触，而且还让你回味起小时候的快乐。体会一下那种快乐，还有那散发出香味的稻草。"

艾丽斯："还有安全感，因为趴在那里，下面是坚实的土地，让人觉得踏实。"

分析师："去体会一下这种安全、踏实的感受，与大地的亲密接触。"

艾丽斯："原来我的感觉麻木、冷漠，像隔了一层东西一样，现在觉得感受更丰富了，而且也更能捕捉到别人的一些意图和需求的表达。"

分析师："其实原来这些感受也在，只不过被一层纱所覆盖。"

艾丽斯："现在这层纱变薄了。"

艾丽斯呈现的这个意象是在睡前出现在头脑中的画面，她在分析初始也谈论到睡眠的问题，分析师询问她现在睡眠的情况如何。

艾丽斯："现在也还会失眠，有时会需要一个小时或者两个小时才能入睡，不过现在基本能睡七八个小时，不像以前有时只睡两三个小时。"

在这次分析中，艾丽斯提出沉浸于内心与做具体的事情之间的矛盾的问题。一方面觉得太过于沉浸于内心世界好似无病呻吟，另一方面觉得活得太过现实又使得生活缺乏"震撼力"。这个问题表示对艾丽斯的分析已经取得阶段性的进展，也提示分析师要考虑结束分析进程，让艾丽斯在自己的生活之中探索心灵的奥秘，面对自己的问题。艾丽斯在第二十九次分析之中呈现的沙盘场景（见图 6-23）也很好地说明了她对所要面对的问题的认识和理解。

艾丽斯将水加入沙盘，用手把沙子堆起来，摊平，形成一个圆形，然后用手指从中上部按顺时针方向画圆圈（恰好 6 道、一实一虚、一阳一阴，相互交错、天与地、乾与坤之意象隐约可见）。

这次艾丽斯主要使用了如下沙具：（1）龟（用乌龟代替了瓷质的海龟）；（2）中间的金字塔；（3）右上骑扫帚的巫婆；（4）左中背十字架的人；（5）双鱼巫婆（艾丽斯说像阴阳鱼）；（6）右下是标有 R.I.P. 的沙具；（7）南瓜巫婆；（8）棺材；（9）猫头鹰（想放在金

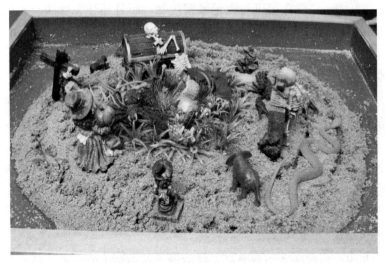

图 6 - 23 旧的结束，新的开始

字塔尖）；（10）三只狗（换龟），用草围在金字塔周围；（11）蝙蝠；
（12）翼龙（替换 1 次）；（13）蛇（扔在沙盘里，再去摆好）。

　　艾丽斯表示完成了，并说："丰富多彩，感觉很好。"

　　分析师："很好具体是指?"

　　艾丽斯："感到畅快。"

　　艾丽斯随后又放入（14）乌贼（后拿走，换成左下蜥蜴）、（15）大
象（右下）、（16）蝎子、（17）蜘蛛、（18）猩猩（左上），并把（4）
背十字架的人和（5）双鱼巫婆向外移了一些。

　　艾丽斯："终于有了一些使用沙具的能量。"

　　艾丽斯："棺材、金字塔感觉很神秘。有很多巫婆，自己要是有
个巫婆奶奶就好了。骑着扫把的巫婆让我感到像是巫婆满天飞一样。
那个背十字架的人感觉好可怜。那个翼龙是有点邪恶，但不是太邪恶
的那种。其他都是需要面对的了。除了那条蛇感到特别恐怖外，其他
感觉还好。"

　　艾丽斯用手触摸了蛇几下，说："蜘蛛的眼像是向后翻的，那里
（指肚子）特别恐怖。"

　　在加入了乌贼等沙具（14～18）以后，分析师询问艾丽斯的感

觉，她表示："感觉更好了，像是被风吹着走的感觉。不是太强烈的风，不是太紧。"

分析师："那再去体会一下整个沙盘场景吧。"

艾丽斯用手触摸了几乎所有的沙具。然后结束。

这个沙盘场景更像一个曼荼罗，在炼金术的水平上，展现了艾丽斯的内在世界。在第十二次分析中呈现在沙盘左下部的猫头鹰出现在了沙盘的中心位置，而且居高临下，对无意识未知世界的探索视野更为开阔了。艾丽斯现在对内心的探索处于一种更为主动，而且更加有利的位置之上。猫头鹰象征着智慧，与雅典娜相关联。整个沙盘场景在智慧的统摄之下，或者这趟中的旅程是向着智慧而前行的。老子曾言："知人者智，自知者明。"唯有明了生活、生命的意义，才能获得这种智慧。也唯有经历重重艰难险阻，才能趋近这智慧核心。所以自性化是一个过程，顿悟之前，或许已有千百次的试误作为基石。

棺材与死亡相连，而十字架则象征着牺牲、复活与拯救，这也是相互关联的对立两面。南瓜意味着丰饶多产以及生育繁殖能力，这也与艾丽斯的内在儿童相关：新的婴孩将会诞生，艾丽斯也将告别过去的自己，变为一个全新的人。

对于艾丽斯需要面对的母亲情结，虽然在分析过程之中有所转化，但是问题依然存在，那左下角的蜥蜴可能就暗示了这一点。然而，巫婆这一意象的出现更有助于艾丽斯处理她的母亲情结。艾丽斯表示"自己要是有个巫婆奶奶就好了"，这正如荣格在论述母亲原型时所说的那样：

> 作为母亲或父亲的母亲，祖母（外祖母）比母亲"更伟大"，实际上她是"大的"或者"伟大的母亲"。她经常会显现出一些像巫婆那样的智慧特质。原型撤离意识层面越远，意识越明晰，那么原型就会呈现出更为明显的神话特征。由母亲到祖母的过渡意味着原型提升到了一个更高的级别。（Jung, 1951/1969c）

艾丽斯在沙子上留下的一圈一圈的线条更像是轨道。虽然还需要面临很多问题，但是艾丽斯现在都已把它们"纳入轨道"。这也正如艾丽斯在第三十次分析中所描述的那样："感觉好像发掘了自己的一些灵性，工作不如以前那么费劲了，就好像自己哪根经脉被打通了一样。""现在觉得自己的问题没有以前影响那么大了，我好像是带着问题在往前走。"

　　其实对于每个人而言，或多或少都会存在这样那样的问题，甚至每个人都会拥有这样那样的情结，分界点就在于我们能否将问题在一定的程度上加以掌控：要么我们掌控情结，要么情结吞噬我们。正如保罗·库格勒（Paul Kugler）所说："不要试图消除问题，而是去试着承担对立双方的张力，从而去转化问题。"（Don't try to get rid of the problems，try to hold the tension of opposites and transform the problems.）能够认识自己存在的问题和需要面对的情结，带着问题前进，在解决问题、面对情结的过程中获得心灵的成长，发现生活和生命的意义，这何尝不是我们寻求自性化的道途呢？

　　在第三十一次分析中，艾丽斯也明确地开始思索生活和生命的意义。她拿了一个小兔子（沙具）在手里玩，又用沙子往兔子下面的小洞里装，然后倒出来，又装进去。接着是这样一段对话：

　　艾丽斯："人活着有什么意思呢？"

　　分析师："这是一个根本的问题。"

　　艾丽斯又接着玩小兔子。

　　艾丽斯："你担心我吗？"（她生病了。）

　　分析师点点头："是的，我也相信你。"

　　最后，艾丽斯说她画了一幅画（见图6-24），"色彩还是比较鲜艳的，像教堂的壁画，外面是一只眼

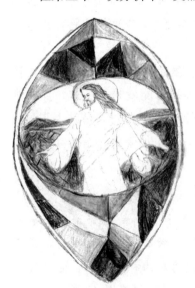

图6-24　艾丽斯的内在神灵意象

睛"。艾丽斯所呈现的神灵意象也展现了她在探索内心世界、面对自己的情结的自性化道路上迈出了重要一步。

艾丽斯所绘的这幅基督画像，显示的可能是重生之后的基督。因为基督背后没有十字架，背景是天空和海洋。这可能象征着来访者内在生命的重生，精神世界的重生。这也可能是阿尼姆斯的形象，呈现出内在生命的丰富性。同时或许也是原型性的父亲（archetypal father）。在现实生活中，艾丽斯没有一位好的父亲，分析师在一定程度上可能充当这一角色，然而更为重要的是找到内在的这种原型性的父亲。整幅画的形状也似一只眼睛，或许这象征着艾丽斯的心灵之眼——正在观察、探索内在的精神世界。

荣格使用"自性"这一心理学术语来表示心灵的整体，认为自性既是意识与无意识心灵的全部，亦是心灵的核心。"荣格把自性理解为心灵中的神灵意象，一种能够感知圣洁和客观世界的心灵器官。"（Asper，1987）荣格认为："基督是自性原型的一个例证。他表征着神圣或者属天的整体，一个荣耀的人，上帝之子，洁白无瑕。"（Jung，1951/1969c）我们对自性的感触，不是我们强加于己的，不论我们是否意识到自性的存在，它都存在。"基督是自性及其意义的最为贴近的类比。这个问题当然不是人为制造或者强行加诸其上的一个集体价值，而是他本身是有效且存在的，而且不论个体是否意识到他，都会感受到他的有效性。"

最后，分析师询问艾丽斯："现在看着这个画面有什么感觉？"

艾丽斯说："保佑我吧！"

分析师希望并祝福艾丽斯在自性化的道路上迈出坚实的步伐，发现她自己生活和生命的意义，最终成为她自己，获得人格的完善与发展。

3. 结束与总结：沙盘入梦与四位一体

第三十二次分析以艾丽斯的沉默开场。

分析师与艾丽斯决定对前面的分析做一个简要回顾。艾丽斯一开始带来的问题有：（1）太压抑，心情很差；（2）有自杀念头，有自残行为；（3）不知如何表达自己情绪情感；（4）有睡眠问题。

客观上而言，上述问题在其现实生活中大大改观。

艾丽斯感受到的变化：态度上有一些变化，生活方式上也有些变化。

分析师感受到的变化：（1）表情更丰富了，可以见到笑容；（2）精神状态更轻松了，以前比较沉重；（3）衣服色调更明快了，也变得漂亮了。

艾丽斯表示："感觉打开了一扇门，找到了一条路，但面对着更大的黑暗。"觉得自己对"要做的事情没有尽心尽力，感到内疚"。

这黑暗或许是艾丽斯需要面对的困难甚至苦难，也或许是人之为人需要面对的困难甚至苦难，正如德尔斐神庙的那句箴言："人啊，认识你自己。"然而，所谓心理学，却有意无意地忽视了这箴言的告诫：人啊，若是没有苦难，便不会有自我认识。正如赫尔曼·黑塞在《德米安：彷徨少年时》中所言："今天我知道，在世上，最让人畏惧的是通向自己的道路。对每个人而言，真正的职责只有一个：找到自我。然后在心中坚守一生，永不停息。所有其他路都是人的逃避方式，是随波逐流，是对内心的恐惧。我是自然向未知世界迈进的一次尝试，或许它会打开新境界，或许会一无所成。然而，这就是我的天职！"

人一生的道路或者自性化之路绝非平坦顺畅，或许最艰难的部分在于勇敢地迈出第一步。幸运的是，艾丽斯已经在路上。

这种"更大的黑暗"，艾丽斯在第三十三次分析中以绘画的形式呈现了出来：一个女孩站在高处，手插在兜里，前面是无尽的黑暗。尽管这是无尽的黑暗，然而艾丽斯表示"没有呈现出彷徨和恐惧，迎着风站着"，"站在那里思考"。她用手在沙子上画着像是迷宫一样的图案。

艾丽斯表示："这个春节过得很开心，和弟弟说的话差不多是过去十年的总和，弟弟还背了自己（在一段上坡和不好走的路）。"回家后她发现很多人离婚了，"现代人都太不安定了，有太多欲望，只想

沙盘游戏疗法案例与应用

得到，又不想付出"。她表示自己也会受到物质条件的诱惑。

我们作为普通人，如果没有了想象，我们的生活将丧失灵性与趣味。但是我们无法整天沉迷于想象的世界，对物质条件的关注以及脚踏实地过好现实的生活也是极为重要的。正如歌德在《浮士德》中所言："我一无所有又万事具足，我向梦境追寻也向现实挺进。"艾丽斯在现实生活中感受到人与人之间的互动带来的温暖，这对她而言是颇有助益的。

第三十四次分析也是以艾丽斯的沉默开始。她像是在思考，然后表示"觉得好像没有什么新的问题出现，带着以前的问题继续生活"，想要说一些东西，"不知道该不该说"（脸上浮现出笑容）。她沉思着，用手拨弄沙子："我的问题差不多了，不过也觉得舍不得，会不习惯。"

分析师："我陪伴着你，也和你一起成长。我也要感谢你。"

艾丽斯："不过现在没有什么要呈现的，觉得有些不自在。"

分析师："那么我们可以考虑结束，接下来我们可以为此做准备。"

艾丽斯沉默。她在沙子上画了一些线条，像是迷宫，在中心呈现出一个小圆圈，也露出蓝色的底面（最后用沙子填上了）。有一些线条延伸到分析师的位置。最后她往沙盘外扔了一点沙子，把一点沙子撒在沙盘边缘。她要了一张白纸，撕成两半，叠在一起，往里面包了一些沙子，包好放在桌子上。洗完手后把包好的沙子一起带走。

在上次分析中，艾丽斯在沙子上画出像迷宫一样的图案；在这次分析中，沙子上依然呈现出类似迷宫的形状（见图6-25）。

"迷宫"（labyrinth；见图6-26）的本义涉及"双斧的房屋"（house of the double axe）或"克里特岛克诺塞斯的宫殿"（palace of Knossos on Crete）。迷宫本身也是一种古老的原型与象征，在史前的洞穴壁画中已经出现。它包含着一种从外部与可见层面开始，最终到达内部以及不可见层面或内在核心的运动及其过程，当然也包括从外

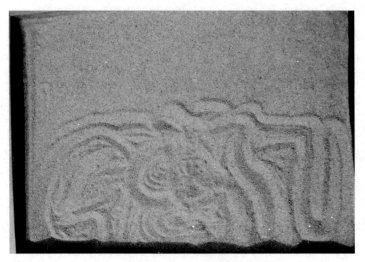

图 6 - 25　沙上的迷宫

沙盘游戏疗法案例与应用

到内以及从内到外的循环。进入迷宫的途径往往也是迷宫的出路，因此在象征意义上，迷宫可以看作一种回归大地母亲子宫的自然宗教仪式，或者是趋向世界中心的追求。迷宫也是人生旅程的象征，迷宫的中心便是目标。于是，迷宫的寓意，实际上包含着自性的探索。这是用特殊的象征手法，以寻获自性的发展，就像曼荼罗所表现的那样。

图 6 - 26　迷宫

在许多文化的传统中，迷宫常被用作一种考验或磨难的象征，通过这种考验和磨难，便可带来心理与精神上成长的转变。汉德森曾说："迷宫的体验……总是具有同样的心理作用和影响。这种迷宫体验，暂时干扰或打破了理性和意识的作用……当事者感到的是'困惑'以及象征性的'迷失了道路'。然而，在这种落入混乱或混沌的状态中，内在的心性却有机会对某种具有超越本性的新的宇宙维度开放。"（Henderson & Oakes，1963）

艾丽斯在沙子上所留下的迷宫场景，或许也表明了她内在的找寻探索之路。虽然会经历困苦磨难，但这不正是走向自性化的必经之路吗？经历过迷惘的洗礼，内在的心性可能会绽放成美丽的莲花（见图6-27）。

图6-27　莲花

在路上，只要细心感受，如若莲花还未完全绽放，或许可以嗅到花香，或是见到那尖尖一角，正如第三十五次分析中艾丽斯的感受。她说："上周三感到一种非常强烈的'喜乐'的感觉，体验到一种强烈的'生的渴望'。最近一段时间感到一种现实感和存在感，不像以前那样'苦闷'了。"而且她还讲到一个色彩斑斓的梦：

> 梦到蓝蓝的天上有个巨大的沙盘，沙盘里有颗蓝色的心，心里站着一个吹笛子的印度人（见图6-28）。沙盘靠左一点，右边是一些细小的白色的云彩排在一起。沙盘中的人也都是云形成的，但是看得非常清楚。

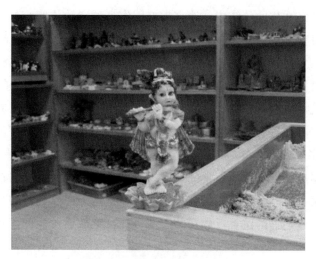
图 6 - 28　梦中人物的可能意象

　　艾丽斯说感到一些情绪色彩呈现出来。她一开始带来的问题便是无法表达自己的情绪情感，在这次分析中，她感受到情绪色彩的呈现，也算是对最初问题的回应吧。

　　艾丽斯表示："现在我觉得没必要'依附'一个人，视角可以宽一些……学习、情感、生活都还好，我也不会太限制某些念头，让它们呈现就好了。有时我觉得有些模糊，我会尽力去擦。有一种模糊的感觉。"

　　而且艾丽斯表示"最近觉得脸皮越来越厚了"（笑了）。

　　分析师："你的意思是?"

　　艾丽斯："领导对工作要求很高，可我觉得他不太实际，又没有具体的指导，反正他爱怎么要求怎么要求吧，我还是按照自己的情况去工作。"

　　分析师："也就是说你现在更多的是按照自己的步调来安排工作，而更少去考虑领导的高要求?"

　　艾丽斯："是的。"

　　在第三十八次分析中，艾丽斯表达了自己的感受。

　　艾丽斯："感觉自己好了一点，是好了很多!""觉得自己脸皮厚了，也更有弹性了，能从别人的想法中分离出来，自己更强大了。"同时她也表示，有时觉得自己想安于现状，有时又觉得自己有潜力，要打拼，自己在这两种状态之间摇摆。

分析师对此进行澄清和共情，表明她在前进与妥协之间摇摆，我们作为普通人，在生活中可能都会遇到这类情形。

第三十九次分析一开始，艾丽斯便开始在纸上作画（见图6-29）。然后她谈到对这幅画的感受：觉得这张脸更像是女的，头的两侧不是耳朵，更像两个小辫子，像"机灵小兔"，做着鬼脸，不沉重、偏轻松的心情，像是远道而来，露一下脸，露完脸就回去，愉悦一下自己也愉悦一下别人。

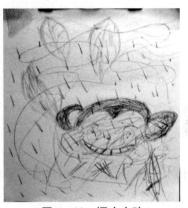

图 6-29 调皮女孩

这种轻松调皮的情绪，或许是艾丽斯内在具有但却一直被压抑的，沙盘游戏的历程将其解放并表达出来。至此，艾丽斯可以相对自如地表达她的情绪情感，也更为开心快乐了。

在第四十次分析中，艾丽斯首先用了近十分钟时间挑选了五个沙具。她先将一只鹤放在左上位置（见图6-30），然后将四个人物从右至左一字排开。

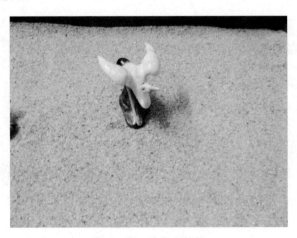

图 6-30 沙盘中的鹤

注视了鹤一会儿，分析师问艾丽斯有何感受。她表示鹤的姿态很美，让她想到自由和豁达。同时，她表示现在对生活还是比较投入的。

第四十一次分析是约定的最后一次分析。艾丽斯以沉默开始。然后，她说做个沙盘吧。

她用了水，将沙子全部弄湿，堆起一座尖尖的小山，摊平。然后用手拨弄沙子，手的动作蛮快的。她用了近 40 分钟玩沙子，在此期间基本上是沉默的，有时嘴角露出笑容。最后她将沙子在中间堆成一个沙包，从上面分出沙子，在四个角做成沙堆，并在四个沙堆之间撒了一些沙子连接起来（右上—右下—左下—左上）。她拿了四块石头分别放在沙堆上，然后又拿了五块小石头，其中一块"一不留神"掉到中间的大沙堆上。见图 6-31。

艾丽斯："像一个轨道（指外圈），这些（四个沙堆及石块）像一些小的星球还有碎片，围绕中间转动。"

分析师："这最后一次沙盘和第一次沙盘相互呼应。"

艾丽斯："我有一个沙盘画了几条线？"

分析师："九条。"

艾丽斯："这也是九颗石头呢。"

分析师："有意思，九九归一，也算是一个新的开始吧。"

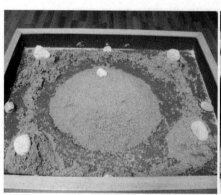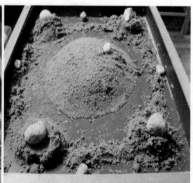

图 6-31　内在的宇宙

在这个沙盘中有九块石头。石头在自然界中再普通不过，但是石头坚固异常，而且可以长久留存。正是由于石头的这种属性，我们采用石头作为建筑物的基础。这些石头也可能表征着艾丽斯生命的基石。这普通的石头也可能与炼金术士的哲人石密切关联，因而它们也象征着自我实现和自性化（Samuels et al.，1986）。

这个沙盘场景外部构成一个四边形，可谓四位一体。"四位一体对应秩序和完整的原则。我们借助四个方位以便描述地平线上的所有一切，或者指引我们自己。四位一体表达整体，比如，四种元素、四个季节。"这外部的四边形围绕着中间的圆形转动，形成一个整体（wholeness），构成了一个完整的曼荼罗意象。"自性可以通过很多方式呈现出来，包括多维的方式，比如救世主，或者是圆形、四方形、曼荼罗、十字，或者是道。"（Ammann，1998）因而我们可以将此沙盘意象视为艾丽斯的自性表达。"自性在分析心理学中代表一个完整之人的统合和完整的中心原型……自性是秩序（order）的原型，这个秩序原则的影响反过来能够被心灵所体验到。自性代表了身心整体，影响我们生命周期的全程。同时，它是自性化过程的目标。"我们可以认为这是艾丽斯沙盘游戏历程的一个结束，同时也是艾丽斯自性化过程的一个新的开始。沙盘游戏疗法可帮助来访者面对现实或者自我的问题，但是更为重要的是让来访者成为一个自我管理的完整的人。

三、外在生活和内在世界的变化

在分析将近结束之时，艾丽斯虽然有时依然会感到"郁闷"，但是心境已经比较平静，现实感大大增强。艾丽斯能够经常体验到愉快感，睡眠状况大大改善。

（一）外在生活及态度的变化

经过四十一次的心理分析，艾丽斯的外在生活及态度发生了很大改变，如表 6-1 所示。

表6-1　　　　　　　　　　艾丽斯外在生活及态度的变化

分析过程	外在生活及态度变化
第二十三次	"自己的感觉没有完全发展，现在好多了。原来像是隔着玻璃那样。"
第二十五次	"现在越来越多的人觉得和我说话很舒服了，也有很多人在追我。"
第二十七次	"现在也还会失眠，有时会需要一个小时或者两个小时才能入睡，不过现在基本能睡七八个小时，不像以前有时只睡两三个小时。"
第三十三次	"这个春节过得很开心，和弟弟说的话差不多是过去十年的总和。"
第三十八次	"感觉自己好了一点，是好了很多！""觉得自己脸皮厚了，也更有弹性了，能从别人的想法中分离出来，自己更强大了。"

（二）沙盘中自我意象的变化

在分析过程中，艾丽斯的沙盘中自我意象的变化如表6-2所示。

表6-2　　　　　　　　　　沙盘中自我意象的变化

分析过程	第三次	第四次	第十二次	第十五次
自我意象	蜥蜴	兔子	美丽女孩	普通女孩

（三）创造性意象的直观表达的变化

艾丽斯在分析过程中创造性意象的直观表达的变化如图6-32、图6-33所示。

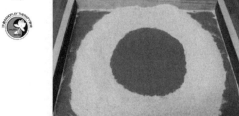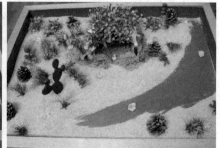

图6-32　"荒芜"→"生机"

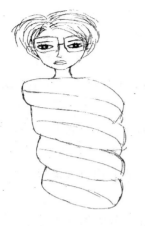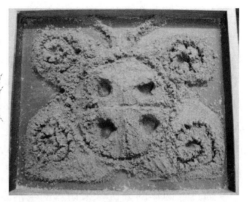

图 6 - 33　"茧缚"→"破茧成蝶"

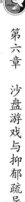

第二节　沙盘游戏过程反思

一、意象的凝聚与治愈作用

　　心理分析对无意识的尊重，包含着这样一种思想或观点：无意识以及无意识的意象，都是具有生命意义的存在，具有生命或心灵的自主性。感受、接触这种具有自主性的生命或心灵并与之沟通，从中获得启发和力量，获得内在的治愈与发展、转化与超越，获得心理与人格的完整与整合，正是心理分析的根本目的。

　　在整个分析过程中，分析师跟随来访者的步伐和节奏，让来访者的内在感受凝聚为自发涌现的创造性意象，发挥出来自内心力量的治愈作用。分析师以一种开放性的态度来对待来访者无意识的表现，尽力营造一种自由和安全的环境与氛围，并且以其所能表现的耐心和共情在旁守望。

　　来访者开始表示"无法表达自己"，在很大程度上是指无法使用言语表达自己的内心感受，或者说来访者内心的情绪和感受被压抑了。童年和青少年的种种创伤使得来访者发展出一些常规的防御措施，比如压抑和合理化。在这种情况下，来访者通过自发涌现的创造性意象凝聚和表达了言语无法传达的内心感受。通过对意象的体认、体会、体验、体现和体悟，来访者逐步意识到这些感受。在此过程中，来访者逐步以一种接纳的态度对待原来的困扰。意象的这种"具体化"在一定程度上起到转化的作用，发挥出治疗的效果。正是在此基础上，来访者才开始面对并转化以感受基调为其内核的情结。来访者也在沙盘意象和绘画意象的涌现中得以认识和面对母亲情结，意象的变化也显示了来访者母亲情结的转化。

通过近两年的分析，来访者的生活发生了较大的变化：能够较好地表达自己；困扰自己的睡眠问题已大大减轻；越来越受到身边的人的接受和喜欢。来访者的心灵的成长不仅体现在这些现实的变化上，更为重要的是来访者面对问题的态度的变化："感觉好像发掘了自己的一些灵性……好像是带着问题在往前走。"接纳自己，接纳存在的问题，勇敢地去面对情结，这正是自性化过程中需要达成的必要步骤。

在整个分析过程中，我们看到无意识用非同寻常的象征性的创造性意象涌现来治愈童年受创的心灵以及面对由创伤形成的情结。在这些治疗与自我治愈的历程之中，来访者体验到了心灵的真实性并在其痛苦中获得其意义——这种意义令其获得成长和超越。

二、形式的生动性与自发性

来访者在自我治愈的过程中，使用积极想象、沙盘游戏疗法、绘画技术等方式，让我们领略了来访者内在心灵生动丰富、开放式的创造性意象的涌现。这种形式对用语言难以表达的模糊感受而言，不仅生动活泼，而且可以有效降低防御，疗效较好。

沙盘游戏疗法、绘画技术是心理投射技术和表达性疗法中常用的技术。心理投射技术和表达性疗法形式灵活多样，目的隐晦，而且沙盘游戏、绘画等技术侧重在内心意象的表达，可以视为非言语技术。

沙盘游戏疗法案例与应用

这些特点较好地契合了中国人含蓄、中庸的性格，而且这种技术既可以应用于个体辅导，又适用于团体教育。本案例也表明，合理应用以意象体现为主的心理投射技术和表达性疗法开展心理分析和心理教育，不仅切实可行，而且生动活泼。

三、感受、情结与意象之间的关系

对感受（feeling）的研究在一定程度上被忽略了，但是感受又在人们的心理过程中发挥着极其重要的作用。感受的基础作用就是对自然生活的监控。感受在保持生命和行为组织方面发挥着重要作用。越来越多的证据表明，感受和产生感受的欲望、情绪对社会行为起决定性作用（Damasio，1996）。感受首先与身体有关。感受正是基于身体，没有身体，也就无所谓感受。一般感受的产生来自对身体状态变化的"读取"（readout）。无论对情绪状态，还是非情绪背景状态，身体的反应总是最新的。因而我们采用生理指标来探索感受的身体反应情况，更为客观准确。荣格认为感受总是在获得了某种力量以后就从生理神经分布上释放出来，它们的心理强度是如此微弱，以至于只有最精密的仪器才能显示出来，例如心理电流的现象。荣格在进行字词联想实验的时候，就曾采用皮肤电作为一个重要的生理指标。而我们在实验中发现，皮肤电是一个灵敏度较高的指标（蔡成后 等，2014）。

感受与情结和意象又具有内在的密切关联。在情结的形成过程中，模糊的创伤体验与内在原型意象触碰，这个意象通过本身具有的内在黏结力，不断网罗相关的感受和观念，这些感受和观念被聚集在一个核心周围，如此逐渐形成以原型意象为核心的具有感受基调的情结。而心理分析的一个重要目标就是面对情结，转化情结，即将情结包含的弥漫的感受凝聚成意象，通过对意象的操作，进而将无意识的情结意识化，达成对情结的转化。

感受、情结和意象是心理分析的基本概念，我们通过个案研究和实验研究的方式，在一定的程度上厘清了它们之间的关系（蔡成后等，2014；见图 6-34）。

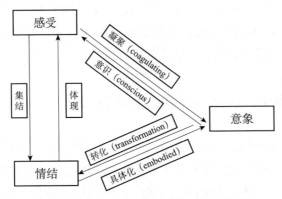

图 6-34 感受、情结与意象的内在关联

　　本章通过一个遭受创伤的抑郁情绪个案的心灵成长历程，生动地展现了创造性意象将模糊而混乱的感受进行凝聚的效应：意象涌现、联想、体验、体会和体悟，逐步面对内心的情结，在一定的程度上将情结进行转化，使其拥有的巨大能量为来访者所掌控。创造性意象的涌现，使得心理碎片逐步整合，来访者的心灵也随之渐渐成长。来访者从最初的防御、疏离、禁锢中摆脱出来，逐渐实现心灵的转化。

沙盘游戏疗法案例与应用

参考文献

Ammann, R. (1998). *Healing and transformation in sandplay: Creative processes become visible.* Open Court.

Asper, K. (1987). *Verlassenheit und Selbstentfremdung: Neue Zugänge zum therapeutischen Verständnis* (Vol. 35018). Dt. Taschenbuch-Verlag.

Bowyer, L. R. (1970). *The Lowenfeld world technique: Studies in personality.* Pergamon.

Bradway, K. (1985). *Sandplay bridges and transcendent function.* C. G. Jung Institute of San Francisco.

Bradway, K. (1991). Transference and countertransference in sandplay therapy. *Journal of Sandplay Therapy, 1* (1), 25 – 43.

Bradway, K. (2006). What is sandplay? *Journal of Sandplay Therapy, 15* (2), 7.

Breuer, J. , & Freud, S. (1957). *Studies on hysteria* (J. Strachey, Trans.). Basic Books. (Original work published in 1893)

Cai, C. -h. , & Shen, H. -y. (2010). "Garden of the Heart-Soul" in the earthquake area of China: Creativity and transformation. *Jung Journal, 4* (2), 5 – 15.

Carter, L. (2009). *Active imagination, trauma and sandplay.* Paper presented at the meeting of the 4th International Conference of Analytical Psychology & Chinese Culture, Shanghai, China.

Chodorow, J. (Ed.). (1997). *Encountering Jung on active imagination.* Princeton University Press.

Cooper, J. C. (1979). *An illustrated encyclopaedia of traditional symbols.* Thames & Hudson.

Cunningham, J. C. (1997). The well: A symbol of our community. *Journal of Sandplay Therapy, 6* (1). 10 – 12.

Dallett, J. (1982). Active imagination in practice. In M. Stein (Ed.), *Jungian analysis* (pp. 173 – 191). Open Court.

Damasio, A. R. (1996). The somatic marker hypothesis and the possible functions of the prefrontal cortex. *Philosophical Transactions of the Royal Society of London*, *Series B*: *Biological Sciences*, *351* (1346), 1413 – 1420.

Daniels, L. R., & McGuire, T. (1998). Dreamcatchers: Healing traumatic nightmares using group dreamwork, sandplay and other techniques of intervention. *Group*, *22* (4), 205 – 226.

De Domenico, G. S. (1988). *Sand tray world play*: *A comprehensive guide to the use of sand tray play in therapeutic transformational settings*. Vision Quest Into Reality.

De Domenico, G. S. (1999). Group sandtray-worldplay: New dimensions in sandplay therapy. In D. S. Sweeney & L. E. Homeyer (Eds.), *The handbook of group play therapy*: *How to do it*, *how it works*, *and whom it's best for* (pp. 215 – 233). Jossey-Bass.

Dieckmann, H. (1991). *Methods in analytical psychology*: *An introduction*. Chiron.

Edinger, E. F. (1985). *Anatomy of the psyche*: *Alchemical symbolism in psychotherapy*. Open Court.

Ehrenzweig, A. (1967). *The hidden order of art*: *A study in the psychology of artistic imagination*. University of California Press.

Freud, A. (1946). *The psycho-analytical treatment of children*. Imago.

Freud, S. (1953). The interpretation of dreams. In J. Strachey (Ed.), *The standard edition of the complete psychological works of Sigmund Freud* (Vol. 4, pp. i – 338; Vol. 5, pp. iii – 627). Hogarth Press. (Original work published 1900)

Fujii, S. (1979). Test-retest reliability of the sand play technique: First report. *British Journal of Projective Psychology* & *Personality Study*, *24*, 21 – 25.

Gordon, R. (1989). The psychic roots of drama. In A. Gilroy & T. Dalley (Eds.), *Pictures at an exhibition*: *Selected essays on art and art therapy*. Tavistock/Routledge.

沙盘游戏疗法案例与应用

Hannah, B. (1981). *Encounters with the soul: Active imagination as developed by C. G. Jung*. Sigo Press.

Henderson, J. (1962). The archetype of culture. In *The archetype: Proceedings of the second international congress of psychology*, *Zurich* (pp. 8 – 9). S. Karger.

Henderson, J. L., & Oakes, M. (1963). *The wisdom of the serpent: The myths of death, rebirth, and resurrection*. Princeton University Press.

Hershkowitz, A. (1989). Symbiosis as a driving force in the creative process. In A. Gilroy & T. Dalley (Eds.), *Pictures at an exhibition: Selected essays on art and art therapy*. Tavistock/Routledge.

Hinshelwood, B. (1991). Editorial. *British Journal of Psychotherapy*, 7 (4), 321 – 322.

Hoeller, S. A. (1982). *The Gnostic Jung and the seven sermons to the dead*. Quest Books.

Jacobs, J. (2002). *English fairy tales*. ABC-CLIO. (Original work published 1890)

Johnson, R. A. (1986). *Inner work: Using dreams and active imagination for personal growth*. Harper & Row.

Jones, J. E. (1986). *The development of structure in the world of expression: A cognivite-developmental analysis of children's sand worlds*. ProQuest.

Jung, C. G. (1928). *Contributions to analytical psychology*. Harcourt, Brace.

Jung, C. G. (1933). *Mordern man in search of a soul*. Harcourt, Brace.

Jung, C. G. (1965). *Memories, dreams, reflections*. Vintage Books. (Original work published 1961)

Jung, C. G. (1966). The psychology of the transference. In H. Read et al. (Series Eds.) & R. F. C. Hull (Trans.). *The collected works of C. G. Jung* [CW] (Vol. 16). Princeton University Press. (Original work published 1946)

Jung, C. G. (1967). Symbols of transformation. In *CW* (Vol. 5). Princeton University Press. (Original work published 1952)

Jung, C. G. (1968). The spirit Mercurius. In *CW* (Vol. 13). Princeton University Press. (Original work published 1948)

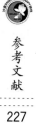

Jung, C. G. (1969a). A study in the process of individuation. In *CW* (Vol. 9, Pt. 1). Princeton University Press. (Original work published 1950)

Jung, C. G. (1969b). Archetypes and collective unconscious. In *CW* (Vol. 9, Pt. 1). Princeton University Press. (Original work published 1954)

Jung, C. G. (1969c). Aion: Researches into the phenomenology of the Self. In *CW* (Vol. 9, Pt. 2). Princeton University Press. (Original work published 1951)

Jung, C. G. (1969d). Psychological aspects of the mother archetype. In *CW* (Vol. 9, Pt. 1). Princeton University Press.

Jung, C. G. (1970a). A Psychological approach to the dogma of the trinity. In *CW* (Vol. 11). Princeton University press.

Jung, C. G. (1970b). The transcendent function. In *CW* (Vol. 8). Princeton University Press. (Original work published 1958)

Jung, C. G. (1970c). On the nature of the psyche. In *CW* (Vol. 8). Princeton University Press. (Original work published 1954)

Jung, C. G. (1970d). Mysterium coniunctionis. In *CW* (Vol. 14). Princeton University Press. (Original work published 1956)

Jung, C. G. (1970e). Psychology and religion. In *CW* (Vol. 11). Princeton University Press. (Original work published 1938)

Jung, C. G. (1970f). Good and evil in analytical psychology. In *CW* (Vol. 10). Princeton University Press. (Original work published 1959)

Jung, C. G. (1970g). Woman in Europe. In *CW* (Vol. 10). Princeton University Press. (Original work published 1927)

Jung, C. G. (1970h). The undiscovered self. In *CW* (Vol. 10). Princeton University Press. (Original work published 1957)

Jung, C. G. (1970i). A psychological view of conscience. In *CW* (Vol. 10). Princeton University Press. (Original work published 1958)

Jung, C. G. (1970j). Foreword to the *I Ching*. In *CW* (Vol. 11). Princeton University Press. (Original work published 1950)

Jung, C. G. (1977a). The Tavistock lectures. In *CW* (Vol. 18). Princeton University Press. (Original work published 1935)

Jung, C. G. (1977b). The symbolic life. In *CW* (Vol. 18). Princeton University

沙
盘
游
戏
疗
法
案
例
与
应
用

Press. (Original work published 1939)

Jung, C. G. (1977c). Psychology and alchemy. In *CW* (Vol. 18). Princeton University Press. (Original work published 1953)

Jung, C. G. (1984). *Dream analysis: Notes of the seminar given in 1928 – 1930* (W. McGuire Ed.). Princeton University Press.

Jung, C. G. (1992). To Mr. O (2 May, 1947). In G. Adler & A. Jaffe (Eds.) & R. P. C. Hull (Trans.). *Letters* (Vol. 1, pp. 459 – 460). Princetion University press.

Kalff, D. (1980). *Sandplay: A psychotherapeutic approach to the psyche* (W. Ackerman, Trans.). Sigo Press. (Original work published 1966)

Kalff, D. (1982). Preface. In H. Kawai & Y. Yamanaka (Eds.), *Studies of sandplay therapy in Japan*. Seishin-shoboh.

Kalff, D. (1991). Introduction to sandplay therapy. *Journal of sandplay therapy*, *1* (1), 1 – 4.

Klein, M. (1932). *The psychoanalysis of children*. Hogarth Press.

Klein, M. (1984). Envy and gratitude. In *Envy and gratitude and other works 1946 – 1963*. Free Press. (Original work published 1963)

Klein, M. (1988). *The importance of symbol formation in the development of the ego*. Hogarth Press. (Original work published 1930)

Langer, S. K. (1963). *Philosophy in a new key: A study in the symbolism of reason*. Rite & Art.

Lexikon, H. (1986). *The herder symbol dictionary: Symbols from art, archaeology, mythology, literature, and religion* (B. Matthews, Trans.). Chiron.

Lowenfeld, M. (1935). *Play in childhood*. Victor Gollancz.

Malchiodi, C. A. (Ed.). (2003). *Handbook of art therapy*. Guilford.

Maslow, A. H. (1968). *Toward a psychology of being* (2nd ed.). D. Van Nostrand.

Mitchell, R. R. , & Friedman, H. S. (1994). *Sandplay: Past, present, and future*. Routledge.

Mitchell, R. R. , & Friedman, H. S. (2003). *Sandplay themes expressed in the healing process*. The Sandplay Journey, Guangzhou, China.

参
考
文
献

229

Neumann, E. (1955). *The great mother: An analysis of the archetype*. Pantheon Books.

Neumann, E. (1973). *The child: Structure and dynamics of the nascent personality* (R. Manheim, Trans.). Karnac Books. (Original work published 1963)

Petocz, A. (1999). *Freud, psychoanalysis and symbolism*. Cambridge University Press.

Pope, V. T., & Kline, W. B. (1999). The personal characteristics of effective counselors: What 10 experts think. *Psychological Reports*, *84* (3, Pt. 2), 1339 - 1344.

Rodman, F. R. (2003). *Winnicott: Life and work*. Perseus Publishing.

Ronnberg, A., & Martin, K. (Eds.). (2010). *The book of symbols: Reflections on archetypal images*. Taschen.

Ryce-Menuhin, J. (1992a). The performing musician as analyst: A shift in depth interpretation. *Journal of Analytical Psychology*, *37* (1), 49 - 60.

Ryce-Menuhin, J. (1992b). *Jungian sandplay: The wonderful therapy*. Routledge.

Rycroft, C. (1962). Beyond the reality principle. *International Journal of Psycho-Analysis*, *43*, 388 - 394.

Samuels, A., Shorter, B., & Plaut, F. (1986). *A critical dictionary of Jungian analysis*. Routledge.

Segal, H. (1978). On symbolism. *International Journal of Psycho-Analysis*, *59* (2 - 3), 315 - 319.

Segal, H. (1986). *The Work of Hanna Segal: A Kleinian approach to clinical practice*. Free Association Books.

Segal, H. (1992). Foreword. In R. Anderson (Ed.), *Clinical lectures on Klein and Bion* (Vols. 14, ix-x). Routledge.

St. Clair, M. (1996). *Object relations and self psychology: An introduction* (2nd ed.). Thomson Brooks/Cole.

Staude, J-R. (1981). *The adult development of C. G. Jung*. Routledge.

Stein, M. (2004). *Transformation: Emergence of the Self*. Texas A & M University Press.

沙盘游戏疗法案例与应用

Stein, M. (2006). *Principle of individuation: Toward the development of human consciousness*. Chiron.

Stephenson, C. E. (2009). *Possession: Tung's comparative anatomy of the psyche*. Routledge.

Varner. G. R. (2009). *Sacred wells: A study in the history, meaning, and mythology of holy wells & waters*. Algora Publishing.

Von Franz, M. (1983). On active imagination. In M. Keyes (Ed.), *Inward journey: Art as therapy* (pp. 125 - 133). Open Court.

Weininger, O. (1992). *Melanie Klein: From theory to reality*. Karnac Books.

Weinrib, E. L. (1983). *The sandplay therapy process: Images of the Self*. Sigo Press.

Weinrib, E. L. (1992). The shadow and the cross. *Journal of Sandplay Therapy*, 5 (2), 30.

Weinrib, E. L. (2005). Introduction to sandplay and creativity. *Journal of Sandplay Therapy*, 14 (2), 49.

Wilhelm. R. , & Baynes, C. F. (1967). *I Ching or book of changes*. Princeton University Press. (Original work published 1950)

Winnicott, D. W. (1953). Transitional objects and transitional phenomena: A study of the first not-me possession. *International Journal of Psychoanalysis*, 34, 89 - 97.

Winnicott, D. W. (1958a). The capacity to be alone. *International Journal of Psychoanalysis*, 39, 416 - 420.

Winnicott, D. W. (1958b). *Collected papers: Through paediatrics to psycho-analysis*. Basic Books.

Winnicott, D. W. (1960). Ego distortion in terms of true and false self. In D. W. Winnicott (Ed.), *The Maturational processes and the facilitating environment: Studies in the theory of emotional development* (pp. 140 - 152). Karnac Books.

Winnicott, D. W. (1964). *Child, the family, and the outside world*. Penguin.

Wundt, W. M. (1916). *Elements of folk psychology: Outline of a psychological history of the development of mankind* (E. L. Schaub, Trans.). G. Allen & Unwin. (Original work published 1912)

参考文献

阿德勒．（2000a）．理解人性（陈太胜，陈文颖译）．北京：国际文化出版公司．

阿德勒．（2000b）．生命对你意味着什么（周朗译）．北京：国际文化出版公司．

阿德勒．（2005）．超越自卑（黄国光译）．北京：国际文化出版公司．

安曼．（2012）．沙盘游戏中的治愈与转化：创造过程的呈现（张敏，蔡宝鸿，潘
　　燕华，范红霞译）．北京：中国人民大学出版社．

巴顿，威廉姆斯．（2008）．言语与象征：心理治疗中的语言与沟通（丁亚平，赵
　　静译）．北京：北京大学出版社，北京大学医学出版社．

比德曼．（2000）．世界文化象征辞典（刘玉红，谢世坚，蔡马兰译）．桂林：漓
　　江出版社．

博伊科，古德温．（2006）．沙游治疗完全指导手册：理论、实务与案例（田宝伟
　　等译）．北京：水利水电出版社．

布莱德温，麦克寇德．（2010）．沙游：非语言的心灵疗法（曾仁美，朱慧英，高
　　慧芬译）．南京：江苏教育出版社．

布鲁斯-米特福德，威尔金森．（2014）．符号与象征（周继岚译）．北京：三联
　　书店．

蔡宝鸿．（2005）．初始沙盘的诊断及其意义研究——儿童行为问题的初始沙盘诊
　　断特征研究（硕士学位论文）．广州：华南师范大学．
蔡成后，李琼，余萌，申荷永，方杰．（2014）．罗夏测验的情结激活效应．中国
　　心理卫生杂志，28（11），853-858.

蔡成后，申荷永．（2005）．沙盘游戏模具收集与主题分析．社会心理科学，20
　　（2），47-51.

蔡成后，申荷永．（2010）．心理投射技术在震区学校心理健康教育中的应用．中
　　小学心理健康教育（9），8-11.

陈静．（2005）．团体沙盘游戏技术对儿童行为问题的干预研究（硕士学位论文）．
　　广州：华南师范大学．

沙盘游戏疗法案例与应用

范红霞，高岚，申荷永．（2006）．荣格分析心理学中的"人"及其发展．教育研
　　究（9），70-73.

冯川．（2003）．文学与心理学．成都：四川人民出版社．

弗洛伊德．（2004）．梦的解析（赵辰选译）．北京：西苑出版社．

弗洛伊德．（2015）．性学三论（徐胤译）．杭州：浙江文艺出版社．

高岚，申荷永．（2012）．沙盘游戏疗法．北京：中国人民大学出版社．

黄玉顺．（2001）．夸父精神与女娲精神：中国文化精神与美学精神的神话象征．

见钱中文等（主编），中外文化与文论（第8辑）. 成都：四川教育出版社.

霍尔，诺德贝. (1987). 荣格心理学入门（冯川译）. 北京：三联书店.

焦晓君. (2010). 典籍神话与民间神话互动的魅力——河南灵宝地区夸父民间文化意义（博士学位论文）. 开封：河南大学.

卡尔夫（2007）. 沙游：通往灵性的心理治疗取向（黄宗坚，朱慧英译）. 高雄：五南图书出版股份有限公司.

卡尔夫. (2015). 沙游在心理治疗中的作用（高璇译）. 北京：中国轻工业出版社.

凯斯，达利. (2006). 艺术治疗手册（黄水婴译）. 南京：南京出版社.

拉普朗虚，彭大历斯. (2000). 精神分析辞汇（沈志中，王文基译）. 台北：行人出版社.

李春苗，蔡宝鸿，申荷永. (2005). "爱"的文化内涵及其在心理治疗中的功能探析. 南京师大学报（社会科学版）(1)，96 - 100.

李江雪，项锦晶，申荷永. (2009). 边缘型人格障碍患者初始沙盘的典型特征. 中国心理卫生杂志，23（4），280 - 285.

李英，王超. (2004). 弗洛伊德与荣格心理学中的象征与象征作用. 上海精神医学，16（5），306 - 308.

李英. (2009). 观音意象的心理分析研究（博士学位论文）. 广州：华南师范大学.

林崇德，杨治良，黄希庭（主编）. (2003). 心理学大辞典（下卷）. 上海：上海教育出版社.

罗艳红，蔡太生，张玲. (2008). 游戏疗法的新进展. 中外健康文摘（3），27 - 28.

梅显懋. (1991). 说"麒麟". 文史知识 (6)，116 - 120.

牛娟，赵建新. (2015). 社区服刑人员初始沙盘的特征分析. 中国健康心理学杂志，23（6），912 - 915.

诺伊曼. (1998). 大母神：原型分析（李以洪译）. 北京：东方出版社.

蒲新微. (2014). 走进老年群体：从关怀到关照. 北京：中国社会科学出版社.

奇南. (1998). 秋空爽朗：童话故事与人的后半生（刘幼怡译）. 北京：东方出版社.

荣格. (1988). 人及其象征（张举文，荣文库译）. 沈阳：辽宁教育出版社.

荣格. (1997). 回忆·梦·省思（刘国彬，杨德友译）. 台北：张老师文化事业股份有限公司.

荣格. (2011). 原型与集体无意识（徐德林译）. 北京：国际文化出版公司.

荣格．（2014）．荣格文集：原型与原型意象（蔡成后，任小龙，游啸译）．长春：长春出版社．

山中康裕．（2004）．沙游疗法与表现疗法（邱敏丽，陈美琪译）．台北：心灵工坊．

申荷永，高岚．（2004）．沙盘游戏：理论与实践．广州：广东高等教育出版社．

申荷永．（2001）．中国文化心理学心要．北京：人民出版社．

申荷永．（2004）．心理分析：理解与体验．北京：三联书店．

申荷永．（2005）．心理分析与中国文化．中国心理卫生杂志，19（6），425-427.

申荷永．（2009）．三川行思：汶川大地震中的心灵花园纪事．广州：广东科技出版社．

斯坦．（2003）．变形：自性的显现（喻阳译）．北京：中国社会科学出版社．

谭健烽，申荷永，李鹤展，禹玉兰，王丹丹．（2012a）．抑郁症状阳性人群的初始沙盘特征．心理科学，35（4），999-1003.

谭健烽，申荷永，李鹤展，王丹丹．（2012b）．躯体化症状人群的初始沙盘特征研究．中国临床心理学杂志，20（3），424-426.

谭健烽，申荷永，李鹤展．（2010）．心理症状阳性者的初始沙盘特征研究．中国临床心理学杂志，18（4），472-474，476.

檀明山（主编）．（2001）．象征学全书．北京：台海出版社．

特纳．（2016）．沙盘游戏疗法手册（陈莹，姚晓东译）．北京：中国轻工业出版社．

王绍宇，李英．（2013）．人际关系问题大学生初始沙盘特征分析．国际中华应用心理学研究会第十届学术年会论文，西双版纳，云南．

郗浩丽．（2006）．温尼科特的儿童精神分析学评介．南京师大学报（社会科学版）（5），92-97.

徐旭生．（2003）．中国古史的传说时代．桂林：广西师范大学出版社．

玄珠．（1990）．中国神话研究 ABC．上海：上海书店．

叶舒宪．（2012）．金枝玉叶：比较神话学的中国视角．上海：复旦大学出版社．

尤娜，杨广学．（2006）．象征与叙事：现象学心理治疗．济南：山东人民出版社．

袁珂．（2013）．中国古代神话（第 2 版）．北京：华夏出版社．

沙盘游戏疗法案例与应用

图书在版编目（CIP）数据

沙盘游戏疗法案例与应用／蔡成后等编著 . -- 北京：
中国人民大学出版社，2021.3
（心灵花园·沙盘游戏与艺术心理治疗丛书／申荷
永主编）
ISBN 978-7-300-29064-5

Ⅰ.①沙… Ⅱ.①蔡… Ⅲ.①游戏－精神疗法 Ⅳ.
①R749.055

中国版本图书馆 CIP 数据核字（2021）第 028338 号

心灵花园·沙盘游戏与艺术心理治疗丛书
主编　申荷永
沙盘游戏疗法案例与应用
蔡成后 等　编著
Shapan Youxi Liaofa Anli yu Yingyong

出版发行	中国人民大学出版社			
社　址	北京中关村大街 31 号		**邮政编码** 100080	
电　话	010 - 62511242（总编室）		010 - 62511770（质管部）	
	010 - 82501766（邮购部）		010 - 62514148（门市部）	
	010 - 62515195（发行公司）		010 - 62515275（盗版举报）	
网　址	http：//www.crup.com.cn			
经　销	新华书店			
印　刷	唐山玺诚印务有限公司			
开　本	720 mm×1000 mm　1/16		**版　次**	2021 年 3 月第 1 版
印　张	15.5 插页 1		**印　次**	2024 年 9 月第 4 次印刷
字　数	216 000		**定　价**	49.80 元